Die richtige Ernährung bei Gicht

Prof. Dr. Ibrahim Elmadfa
Dr. Alexa Leonie Meyer

PROF. DR. IBRAHIM ELMADFA

Studium der Lebensmitteltechnologie und Ernährungswissenschaften. Promotion und Habilitation im Fach Ernährung des Menschen; Professur in diesem Fach am Institut für Ernährungswissenschaften der Universität Gießen. Von 1990 bis 2011 Vorstand des Instituts für Ernährungswissenschaften der Universität Wien, seit 2012 dort als emeritierter Professor tätig. Initiator und Herausgeber des Österreichischen Ernährungsberichts 1998–2012 und des Europäischen Ernährungsberichts 2004–2009. Mitglied der Beratenden Sachverständigengruppe für Ernährungsfragen (NUGAG) der WHO und UNICEF. Autor und Herausgeber zahlreicher Bücher und wissenschaftlicher Veröffentlichungen.

DR. ALEXA LEONIE MEYER

Studium der Ernährungswissenschaft und Promotion über probiotische Milchprodukte in Wien. Seit 2006 als wissenschaftliche Mitarbeiterin von Prof. Dr. Elmadfa am Institut für Ernährungswissenschaften der Universität Wien tätig. Unter anderem Mitwirkung am Österreichischen Ernährungsbericht 2008 sowie 2012 und dem Europäischen Ernährungs- und Gesundheitsbericht 2009.

Was ist Gicht?

Gicht ist eine entzündliche Gelenkserkrankung. Medizinisch wird sie auch *Arthritis urica* genannt. Hervorgerufen wird sie durch Ablagerungen von Kristallen der Harnsäuresalze – vor allem in den Gelenken der Extremitäten. Die Krankheit tritt meist überraschend in Form eines akuten Gichtanfalls auf, und das obwohl der Patient jahrelang beschwerdefrei war. Der Anfall tritt bevorzugt nachts auf, und in über der Hälfte der Fälle ist das Großzehengelenk betroffen. Dies wird dann als *Podagra* bezeichnet.
Bei einem solchen Anfall schwillt das Gelenk an, verfärbt sich rot bis violett und schmerzt so stark, dass sogar ganz leichte Berührungen kaum auszuhalten sind. Neben dem Großzehengelenk können davon auch Fußknöchel, Knie sowie zu einem geringeren Grad Handgelenke und Finger betroffen sein. Mitunter werden die akuten Gichtanfälle darüber hinaus von Fieber und Unwohlsein begleitet.
Bevor es allerdings so weit kommt, hat der Patient bereits jahrelang erhöhte Harnsäurewerte im Blut, die zunächst ohne Symptome bleiben.

Gicht – ein lange bekanntes Leiden

Im Unterschied zu vielen anderen Wohlstandserkrankungen ist die Gicht schon seit Jahrhunderten bekannt: Bereits auf altägyptischen Papyri finden sich erste Beschreibungen. Auch die antiken Griechen und Römer kannten die Krankheit. Dem griechischen Arzt Hippokrates (etwa 460 bis 370 v. Chr.) wird die Prägung des Namens *Podagra* zugeschrieben, der in etwa „Fußfessel“ bedeutet – in Anlehnung an den typischen akuten Gichtanfall im Großzehengelenk.
Da die Gicht fast ausschließlich die wohlhabenderen Bevölkerungsschichten befiel, wurde sie früher häufig

auch als Krankheit der Könige bezeichnet. Dies zeigt deutlich, dass die Ärzte schon damals einen Zusammenhang zwischen der Krankheit und reichhaltiger Kost sowie mangelnder Bewegung herstellen konnten. Als Ursache vermutete man zu dieser Zeit allerdings noch ein Ungleichgewicht der vier Körpersäfte Blut, schwarze und gelbe Galle sowie Schleim: Deren Überschuss „tropfe" in die Extremitäten und Gelenke, lagere sich dort ab und verursache so die Schmerzen. Dieser (Irr-)Glaube spiegelt sich noch heute im Namen Gicht wider. Denn die Bezeichnung leitet sich vom lateinischen Wort *gutta* (Tropfen) ab; sie wurde im 13. Jahrhundert zum ersten Mal für diese Symptomatik verwendet. Die wahre Natur der Ablagerungen, die im fortgeschrittenen Stadium zur Bildung kleiner Knoten – der sogenannten *tophi* – führen können, wurde erst 1797 vom englischen Chemiker William Hyde Wollaston aufgedeckt. Er identifizierte sie als Harnsäure.

Woher kommt die Harnsäure?

Harnsäure ist ein Abbauprodukt der Purine, das vor allem in der Leber gebildet wird.

Bei den meisten Säugetieren wird die Harnsäure in einem weiteren Schritt zu Allantoin umgesetzt, das schließlich mit dem Harn ausgeschieden wird. Bei Vögeln, einigen Reptilien, höheren Primaten und Menschen dagegen stellt die Harnsäure das Endprodukt des Purinabbaus dar. Denn ihnen fehlt das Enzym Uricase, das für die Umwandlung der Harnsäure zuständig ist. Im Gegensatz zu Allantoin ist Harnsäure schlecht wasserlöslich und kristallisiert leicht aus. Zwar wird sie ebenfalls in die Nie-

INFO

Purine sind Bestandteile der Nukleinsäuren in der Erbsubstanz und in Energiespeichermolekülen.

ren transportiert und dort in den Harn ausgeschieden, jedoch nur zu einem geringen Anteil, etwa 5-10 Prozent. Aus diesem Grund haben Menschen deutlich höhere Harnsäurespiegel im Blut als die meisten anderen Tiere.
Der überwiegende Teil der Purine stammt aus körpereigenen Quellen: Die tägliche endogene Harnsäurebildung beträgt etwa 350 Milligramm. Daneben werden Purine als Zellbestandteile auch über die Nahrung aufgenommen und in der Darmschleimhaut zu Harnsäure abgebaut. Die dabei entstehende Menge ist von der Ernährung abhängig, sie beträgt pro Tag aber meist über 300 Milligramm. Da die Darmbakterien Uricase besitzen, können sie einen Teil der Harnsäure zu Allantoin abbauen, das mit dem Stuhl ausgeschieden wird. Etwa 20 Prozent der entstandenen Harnsäure verlassen den Körper auf diesem Weg.

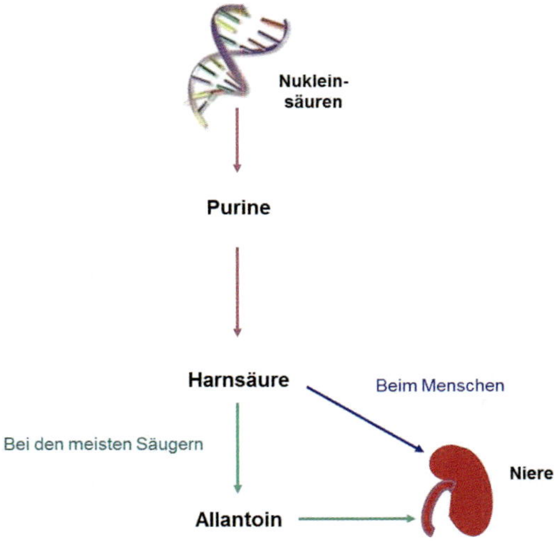

Stoffwechsel der Purine im Organismus

Was ist Hyperurikämie?

Befinden sich erhöhte Harnsäurekonzentrationen im Blut, bezeichnet der Mediziner das als Hyperurikämie. Die häufigste Ursache für diese erhöhten Harnsäurekonzentrationen ist eine zu geringe Ausscheidungsleistung der Niere. Weitaus seltener ist dagegen eine erhöhte Produktion an Harnsäure der Grund für die Hyperurikämie: Sie liegt nur in etwa ein Prozent der Fälle vor, meist bedingt durch Primärerkrankungen.

Primäre Hyperurikämie

Beide Ursachen – geringe Nierenleistung und zu hohe Harnsäureproduktion – können angeboren sein. In diesem Fall spricht man von primärer oder auch idiopathischer, also ohne erkennbare Ursachen entstandener Hyperurikämie. Die meisten Gichtfälle treten als Folge einer solchen Hyperurikämie auf. Wenn keine eindeutigen Störungen entdeckt werden, die Erkrankung bei Verwandten aber gehäuft vorkommt, wird ein erblicher Faktor angenommen. Eine schwerwiegende, jedoch sehr seltene genetische Störung ist das Lesch-Nyhan-Syndrom: Die Wiederverwertung von Purinen für den Nukleinsäureaufbau ist so beeinträchtigt, dass diese vermehrt abgebaut werden. Schwächere Formen dieses Gendefekts stehen mit Gicht in Zusammenhang. Das zeigt, dass die Veranlagung für Hyperurikämie genetisch bedingt ist. Ein tatsächlicher Anstieg der Harnsäurekonzentrationen beziehungsweise die Entstehung von Gicht ist allerdings von bestimmten Bedingungen abhängig, zu denen auch in gewissem Umfang die Ernährung zählt.

Sekundäre Hyperurikämie

Im Gegensatz zur primären Hyperurikämie ist die sekundäre Hyperurikämie eine Folge anderer Erkrankungen oder durch die Aufnahme bestimmter Medikamente bedingt. So führen zum Beispiel manche Krebsarten wie Leukämien oder Lymphome zu einem verstärkten Zellauf- und -abbau. Dadurch werden vermehrt Purine freigesetzt und Harnsäure entsteht. Therapien gegen Krebs wie Zytostatika und Bestrahlung töten zwar die Krebszellen, dadurch werden aber wiederum Purine freigesetzt. Auch manche Diuretika, Schmerzmittel und Entzündungshemmer erhöhen den Harnsäurespiegel im Blut. Durch Nierenversagen sowie bei Schild- und Nebenschilddrüsenüberfunktionen und manchen anderen, allerdings eher selten auftretenden Erkrankungen wird die Ausscheidung der Harnsäure herabgesetzt.

Wie hoch darf der Harnsäurewert sein?

Als Referenzwerte für Harnsäure im Blutserum gelten:

- für Frauen: 2,5–5,7 mg/100 ml bzw. 149–339 µmol/l
- für Männer: 3,5–7,0 mg/100ml bzw. 208–416 µmol/l

Diese Angaben sind mittlere Konzentrationsbereiche, die aus einem großen Kollektiv von stoffwechselgesunden Erwachsenen ermittelt wurden. Dabei muss allerdings berücksichtigt werden, dass – wie im Folgenden genauer erklärt – erhöhte Harnsäurewerte insbesondere bei Männern keine Seltenheit darstellen. Aus diesem Grund kann der Referenzbereich möglicherweise oberhalb des physiologisch gesunden Bereichs liegen.

GRENZWERTE

Als Grenzwert für Hyperurikämie gelten für beide Geschlechter 6,8 bis 7,0 mg/100 ml oder 404 bis 416 µmol/l. Dieser Wert stellt die Löslichkeitsgrenze der Harnsäure dar, oberhalb derer es zum Ausfallen von Harnsäurekristallen kommen kann.

Hyperurikämie muss allerdings nicht zwingend zu Gicht führen. Schätzungen zufolge weisen etwa 20 bis 30 Prozent der Männer und zwei bis drei Prozent der Frauen in Mitteleuropa erhöhte Harnsäurespiegel auf. Doch nur etwa ein Zehntel davon bekommt Gicht, und auch hier sind in erster Linie Männer betroffen (zu 95 Prozent). Bei Frauen tritt die Krankheit in der Regel erst nach den Wechseljahren auf.
Je höher aber die Harnsäurekonzentration im Blut ist, desto höher ist auch das individuelle Risiko für Gicht. So entwickelten gerade einmal zwei Prozent der Männer, bei denen im Rahmen einer US-amerikanischen Studie ein Harnsäurespiegel von 8 mg/100 ml Blutserum gemessen wurde, in den darauf folgenden fünf Jahren eine klinisch manifeste Gichterkrankung. In den beobachteten Versuchsgruppen mit Werten zwischen 9 und 10 mg/100 ml beziehungsweise über 10 mg/100 ml waren es im selben Zeitraum dagegen fast 20 beziehungsweise 30 Prozent.
Therapieziel bei bestehender Gicht ist daher die Senkung des Harnsäurespiegels im Blut auf unter 6 mg/100 ml. In schweren Fällen (bei Auftreten von *tophi* und Gelenksveränderungen sowie akuten Gichtanfällen) wird eine Reduzierung auf unter 5 mg/100 ml angestrebt.

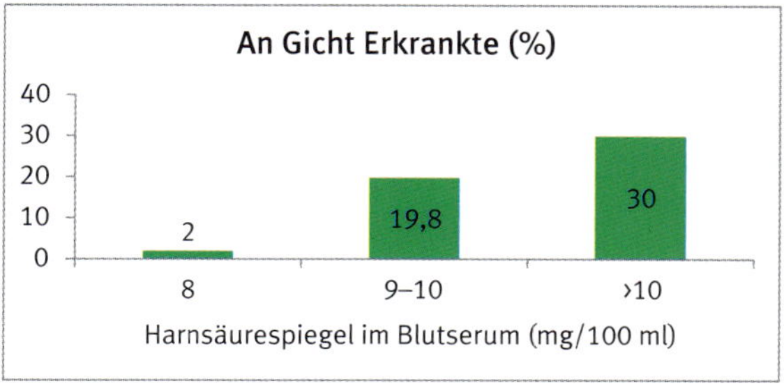

Harnsäurespiegel und Häufigkeit von Gicht
Nach Daten von Harris MD, Siegel LB, Alloway JA. Am Fam Physician 1999, 59(4):925–34.

Wie entsteht Gicht?

Im Blut liegt Harnsäure überwiegend in Form ihres Natriumsalzes vor, das genauso schlecht wasserlöslich ist wie die Säure selbst. Wird der Grenzwert von 6,8 bis 7,0 mg/100 ml Blutserum überschritten, bilden sich nadelförmige Kristalle, die sich vor allem in Gelenken der Extremitäten ablagern. Letztere sind vermutlich darum bevorzugt betroffen, da niedrige Temperaturen die Löslichkeit der Harnsäuresalze noch weiter vermindern. Diese Ablagerungen können sogar unter der Haut als kalkartige Gichtknoten (lat.: *tophi*) sichtbar sein.
In der Folge kommt es zu Immunreaktionen gegen die Kristalle, wenn die störenden Ablagerungen von speziellen weißen Blutkörperchen, den Makrophagen oder Fresszellen, aufgenommen werden.

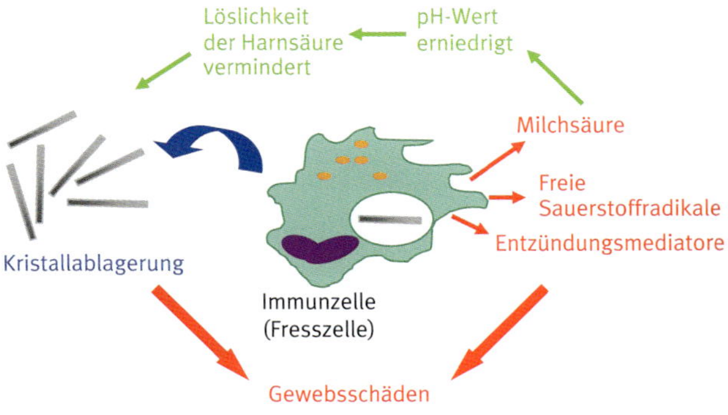

Zusammenhang zwischen Harnsäurebildung und Immunantwort

Diese bilden zum einen Milchsäure, die den pH-Wert absenkt und dadurch die Löslichkeit der Harnsäure zusätzlich vermindert. Zum anderen produzieren sie auch Substanzen, die Entzündungen auslösen. Dadurch kommt es zu den plötzlich auftretenden sehr starken Schmerzen bei einem akuten Gichtanfall.

Folgen und Begleiterscheinungen der Gicht

Wie hoch die Wahrscheinlichkeit für einen akuten Gichtanfall ist, hängt von Alter und Geschlecht ab: Am größten ist sie bei Männern zwischen dem 30. und 50. Lebensjahr; bei Frauen steigt sie dagegen erst nach den Wechseljahren, da Östrogen die Ausscheidung von Harnsäure fördert. Allerdings sind in den letzten Jahren, wie bei vielen anderen sogenannten Zivilisationskrankheiten, immer mehr auch jüngere Menschen betroffen.
In der Regel klingt der Anfall nach einigen Stunden bis Tagen wieder ab. In schweren Fällen kann er jedoch durchaus auch mehrere Wochen anhalten. Die anschließende beschwerdefreie Zeit wird als interkritische Phase bezeichnet und dauert unterschiedlich lang.
Leider bleibt es jedoch meist nicht bei einem einzelnen Gichtanfall: Bei 78 Prozent der Patienten kommt es innerhalb von zwei Jahren zu einem weiteren Anfall, bei etwa 60 Prozent folgt dieser innerhalb eines Jahres. Mit der Zeit werden dabei auch andere Gelenke betroffen, und die Erkrankung geht in einen chronischen Zustand über. Im Zuge dessen häufen sich die Anfälle, und die Natriumurateinlagerungen in Knochengewebe und Weichteilen führen zur Bildung von *tophi*, zum Beispiel an der Ohrmuschel, den Fingern und Zehen. Dank medikamentöser Behandlung ist dies heute jedoch zum Glück weitaus seltener der Fall als früher – nur rund zehn Prozent der Erkrankten sind davon betroffen.

Chronische Gicht

Bei längerem Bestehen geht die Gicht in eine chronische arthritische Form über. Dies wiederum geht mit einer Zerstörung des Gelenkknorpels und Knochengewebes sowie Gelenkdeformationen einher.
Infolge eines chronisch erhöhten Harnsäurespiegels kann es zudem zur Ablagerung von Kristallen in den Nieren kommen, die das Gewebe schädigen. Daraus resultieren Nierenfunktionsstörungen bis hin zur Niereninsuffizienz, die zu einer sogenannten Gichtniere führen. Auch die Bildung von Nierensteinen ist begünstigt. Nicht zuletzt wirkt sich der Harnsäurewert auch auf andere Krankheitsrisiken aus, wie Bluthochdruck und Übergewicht.

Harnsäure und Bluthochdruck

Wie bereits erwähnt, sind die meisten Säugetiere in der Lage, Harnsäure zu dem besser wasserlöslichen Allantoin abzubauen. Bei den Primaten, einschließlich des Menschen, ging diese Fähigkeit jedoch im Laufe der Evolution verloren. Der Defekt wird durch mehrere, voneinander unabhängige Mutationen in den betreffenden Genen hervorgerufen. Interessanterweise fällt der Auftritt der Mutationen in eine Zeit, als die Primaten von feucht-warmen Waldgebieten in trockenere Savannenlandschaften umsiedelten. Die Nahrung der frühen Menschenaffen bestand in erster Linie aus Früchten und Blättern und war damit sehr arm an Natrium beziehungsweise Kochsalz. Verschiedene Studien zeigen, dass Harnsäure die Ausscheidung von Natrium in der Niere vermindert und gleichzeitig dessen Wiederaufnahme erhöht. Dadurch geht weniger Natrium verloren, und der Blutdruck wird aufrechterhalten – in heißem, trockenem Klima bei gleichzeitig niedriger Natriumaufnahme ein Faktor von großer Bedeutung.
Im Gegensatz zur Nahrung unserer Urahnen ist unsere heutige Kost jedoch ziemlich salzreich, sodass in unserem

Körper die Mechanismen zur Salzkonservierung längst nicht mehr benötigt werden. Im Gegenteil: Sie haben heute sogar schädliche Auswirkungen, weil sie zu Bluthochdruck führen – Zusammenhänge zwischen erhöhtem Harnsäurespiegel und Bluthochdruck sind erwiesen. Gleichzeitig geht eine Hyperurikämie mit drei Risikofaktoren einher, die ebenso wie der Bluthochdruck mit dem sogenannten metabolischen Syndrom in Verbindung gebracht werden:

- Übergewicht, vor allem wenn es mit vermehrten Fettdepots in der Bauchgegend einhergeht (sogenannte Stammfettsucht oder viszerale Adipositas),
- verminderte Glukosetoleranz beziehungsweise Diabetes mellitus Typ II,
- veränderte Blutfettwerte.

Das Gefährliche am metabolischen Syndrom: Die einzelnen Faktoren verstärken sich gegenseitig so, dass das Risiko für kardiovaskuläre (das Herz und die Gefäße betreffende) Erkrankungen wie Herzinfarkt oder Schlaganfall sowie Diabetes mellitus Typ II immer mehr ansteigt. Es ist also in vielerlei Hinsicht wichtig, den Blutdruck ins Gleichgewicht zu bringen. Die Senkung eines erhöhten Harnsäurewerts ist ein wesentlicher Beitrag dazu.

Harnsäure und Übergewicht

Übergewicht ist nicht nur ein wichtiger Risikofaktor für das metabolische Syndrom (siehe oben). Die überzähligen Pfunde – wiederum vor allem die viszerale Adipositas (siehe Kasten S. 14) – stehen in engem Zusammenhang mit Hyperurikämie und Gicht, weil sie deren Entstehung begünstigen. Die weltweit zunehmende Zahl der Übergewichtigen, die mittlerweile wahrlich epidemische Ausmaße erreicht hat, dürfte ein Grund dafür sein, dass immer mehr Menschen von Gicht betroffen sind.

Es konnte mehrfach gezeigt werden, dass eine dauerhafte Gewichtsreduktion zu einer deutlichen Abnahme der Blutharnsäurekonzentration führt. Vor allem wenn Sie ein sogenannter Apfel-Typ sind, sich das Körperfett also vor allem um Bauch und Taille ansammelt, sollten Sie abnehmen. Verzichten Sie dabei auf einseitige Crash-Kuren. Setzen Sie stattdessen auf langfristige Ernährungsumstellung und auf ausreichend Bewegung (siehe Seite 17).

FETT IST NICHT GLEICH FETT

Es spielt eine Rolle, wo am Körper sich das Fett ansammelt. Von viszeralem oder Stammfett spricht man, wenn es vor allem im Bauchbereich um die inneren Organe lokalisiert ist (Apfeltyp). Dieser Fettansatz ist zum Teil genetisch bedingt und überwiegt bei Männern. Im Gegensatz dazu steht die periphere (subkutane) Fettakkumulation am Becken und Oberschenkel (Birnentyp), die häufiger bei Frauen vorkommt. Beide Fettverteilungsmuster unterscheiden sich in ihrer Wirkung auf die Gesundheit voneinander. Das Bauchfett setzt nämlich hormonähnliche Botenstoffe frei, die sich ungünstig auf den Stoffwechsel auswirken. Sie verschlechtern die Insulinwirkung, erhöhen den („schlechten“) LDL-Cholesterinspiegel im Blut und stimulieren Entzündungsvorgänge im Körper. Damit tragen sie zur Entstehung des metabolischen Syndroms und anderer Krankheiten bei (siehe Seite 13).

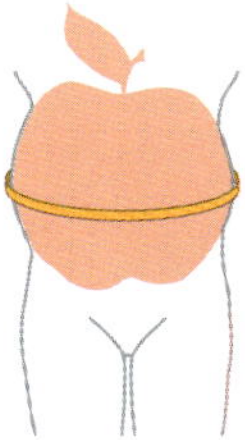

Apfeltyp
oder
Birnentyp?

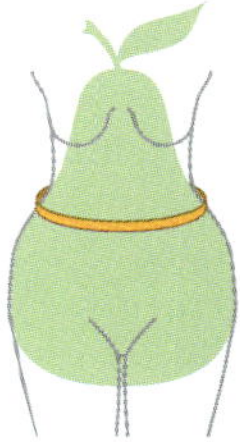

Harnsäure als Schutzfaktor?

Trotz der negativen Folgen hoher Harnsäurekonzentrationen im Plasma kommt der Harnsäure in physiologischen Mengen auch eine Bedeutung als Antioxidans zu – und damit als Schutzfaktor vor oxidativem Stress und freien Sauerstoffradikalen. Diese sehr reaktiven Moleküle entstehen im Körper einerseits im Zuge natürlicher Vorgänge wie Atmung und Immunreaktionen, andererseits infolge der Zufuhr von Fremd- und Umweltschadstoffen wie Schwermetallen, Zigarettenrauch, Strahlung, Ozon und manchen Medikamenten. Die freien Radikale greifen Proteine, Fette und Nukleinsäuren in Körperzellen an und können deren Funktionsverlust bewirken. Der Körper besitzt jedoch eine Reihe von Schutzmechanismen, um sie abzufangen. Die Harnsäure nimmt unter diesen einen wichtigen Platz ein. Es wurde sogar schon darüber nachgedacht, ob die erhöhte Harnsäurekonzentration bei Primaten dazu beiträgt, dass diese Lebewesen im Vergleich zu vielen anderen deutlich länger leben – möglicherweise weil sie vor Krebserkrankungen und entzündlichen Veränderungen des zentralen Nervensystems schützen kann. Obwohl die Richtigkeit dieser Annahmen keinesfalls belegt ist, wurde bereits in früheren Jahrhunderten beobachtet, dass Gichtkranke – so sehr sie auch unter ihrem „Zipperlein“ leiden mögen – seltener an mitunter tödlich endenden Krankheiten erkranken. Ein erhöhter Harnsäurespiegel, wie er beim metabolischen Syndrom auftritt (siehe Seite 13), könnte insofern auch eine Reaktion des Körpers auf vermehrten oxidativen Stress darstellen. Neuere Erkenntnisse deuten allerdings darauf hin, dass sehr hohe Harnsäurekonzentrationen oxidativen Stress auch vermehren können, ebenso wie bei anderen Antioxidantien. Insofern und vor allem aufgrund der negativen Auswirkungen auf Gelenke und Nieren sollte eine Hyperurikämie prinzipiell vermieden werden. Dies geschieht heute durch entsprechende Medikation.

Hilfe beim akuten Gichtanfall

Obwohl diätetische Maßnahmen einen wichtigen Beitrag bei der Behandlung (und Vorbeugung) von Gicht leisten, steht doch die medikamentöse Therapie im Vordergrund. Dies gilt ganz besonders für den akuten Gichtanfall, dessen Schmerzen durch Entzündungsreaktionen hervorgerufen werden. Bereits in der Antike wurde dazu das Zellteilungsgift Colchizin der Herbstzeitlosen eingesetzt; es hemmt die Vermehrung der Immunzellen und vermindert damit die Entzündung. Aufgrund seiner Giftigkeit muss es jedoch äußerst vorsichtig dosiert werden und weist einige Nebenwirkungen auf. Modernere Alternativen stellen nicht-steroidale Antirheumatika wie Indometacin und Dichlofenac oder auch Kortikoide (Kortison) dar.

Auch Omega-3-Fettsäuren, wie sie vor allem in fettem Seefisch (Lachs, Hering, Thunfisch) enthalten sind, haben einen dämpfenden Effekt auf Entzündungsreaktionen – sie gelten als natürliche Dämpfer der Immunreaktion (Immunsuppressoren). Es konnte darüber hinaus gezeigt werden, dass sie auch bei rheumatoider Arthritis helfen können. Obwohl sie nicht so schnell wirken wie die oben genannten Medikamente, können sie sich bei Gicht doch positiv auswirken, indem sie starke Entzündungen verhindern. Leider enthalten die genannten Fischarten aber auch höhere Purinmengen. Deshalb sollten Sie bei den empfohlenen ein bis zwei Fischmahlzeiten pro Woche keine zu großen Portionen essen oder auf Fischölsupplemente zurückgreifen. Sogar einige pflanzliche Lebensmittel enthalten eine Omega-3-Fettsäure, die Alpha-Linolensäure. Diese wird vom Körper zwar schlechter verwertet als tierische Omega-3-Fettsäuren, sie stellt aber dennoch eine gute Alternative dar. Besonders reich an Alpha-Linolensäure sind Leinsamen und das daraus gewonnene Öl. Geeignete Lieferanten sind aber auch Hanfsamen und -öl sowie Walnusskerne, Walnussöl, Rapsöl, Sojaöl und Weizenkeimöl. Die Öle sind frei von Purinen.

Allgemeine Ernährungstipps

Da Übergewicht die Entwicklung von Hyperurikämie und Gicht fördert, sollte es von vornherein vermieden bzw. unbedingt reduziert werden. Fettärmere Kost (25 - 30 Prozent der täglichen Kalorienaufnahme) zusammen mit regelmäßiger körperlicher Bewegung führt hier am besten zum Erfolg. Die zehn Regeln einer gesunden Ernährung der Deutschen Gesellschaft für Ernährung (DGE) unterstützen dabei die Planung und Durchführung der Ernährung bei Hyperurikämie und Gicht.
Dass „Wunderdiäten", mit denen Sie angeblich sieben Pfund und mehr in der Woche abnehmen, wenn überhaupt nur kurzfristige Erfolge bringen, ist weitgehend bekannt. Zudem führt die starke Einschränkung der Energiezufuhr zu einer Erhöhung des Harnsäurespiegels. Denn bei Hunger werden vermehrt Ketonkörper gebildet, die die Ausscheidung von Harnsäure über die Niere hemmen. „Nulldiät" und Co. können somit sogar einen akuten Gichtanfall auslösen.

Darüber hinaus sollten Sie bei der Ernährung folgende Punkte beachten:

- Zu viele tierische Proteine in der Nahrung (etwa bei reichlichem Fleischkonsum) können dazu führen, dass der pH-Wert des Blutes und des Harns sinken. Und das wiederum vermindert die Löslichkeit der Harnsäure und ihre Ausscheidung.
- Die verschiedenen in Lebensmitteln vorkommenden Purinbasen erhöhen den Harnsäurespiegel nicht alle im gleichen Ausmaß. Der Gehalt an den einzelnen Purinbasen variiert je

nach Lebensmittel. Im Vergleich zu pflanzlichen Purinquellen wie beispielsweise Hülsenfrüchten enthalten tendenziell Fleisch und Fisch mehr von der Purinbase Hypoxanthin, die den Harnsäurespiegel am meisten erhöht. Auch aus diesem Grund empfiehlt sich ein maßvoller Fleischkonsum.

- Einen ebenfalls begünstigenden Einfluss auf die Harnsäurebildung hat ein regelmäßiger und/oder erhöhter Alkoholgenuss. Alkohol hemmt einerseits die Ausscheidung von Harnsäure über die Nieren und erhöht andererseits die Freisetzung von Purinen im Körper. Es spielt auch eine Rolle, welches alkoholische Getränk Sie zu sich nehmen: Bier hat aufgrund seines hohen Puringehaltes stärkere Auswirkungen als Schnaps oder Wein. In kleinen Mengen beeinflusst letzterer den Harnsäurespiegel nicht.
- Eine an Gemüse und Obst reiche Ernährung ist auch bei Hyperurikämie und Gicht empfehlenswert. Sämtliche Obstsorten sind purinarm bis -frei, und auch die meisten Gemüse enthalten nur sehr niedrige Mengen. Selbst die purinreicheren Sorten wie Spargel, Spinat und einige Kohlarten weisen einen immer noch deutlich geringeren Gehalt auf als Fleisch.

  Eine Ausnahme stellen Hülsenfrüchte dar, die Sie bei einer purinarmen Kost besser meiden sollten. Mehr als 100 Gramm (Gewicht im gegarten Zustand) sollten Sie davon an einem Tag nicht essen – auch wenn pflanzliche Purinquellen den Harnsäurespiegel deutlich weniger zu beeinflussen scheinen als entsprechende Fleisch- und Fischprodukte (allen voran Innereien).

  Wenn Sie Nierenprobleme haben, ist lediglich bei solchen Gemüse- und Obstsorten Vorsicht geboten, die reich an Oxalsäure sind (beispielsweise Spinat, Rhabarber, Bambussprossen). Sie führen leicht zur Bildung von Harnsteinen. Kombinieren Sie entsprechende Gemüse- und Obstsorten immer mit Milchprodukten. Das darin enthaltene Calcium erleichtert die Ausscheidung des Oxalats über den Darm.

- Ziehen Sie pflanzliche Fette, die reich an mehrfach und einfach ungesättigten Fettsäuren sind, den tierischen vor, die vorwiegend gesättigte Fettsäuren enthalten. Eine besondere Rolle spielen Omega-3-Fettsäuren, denen eine entzündungshemmende Wirkung zugeschrieben wird, wodurch entzündliche Prozesse in den Gelenken möglicherweise gemildert werden können (siehe auch Seite 16).
- Ganz wichtig für den Harnsäurespiegel: Trinken Sie jeden Tag mindestens zwei Liter. Dies regt die Nierentätigkeit an, was nicht nur die Ausscheidung von Harnsäure verbessert, sondern auch deren Konzentration im Harn vermindert und so Nierensteinen vorbeugt. Am besten eignen sich dafür Wasser (Leitungs- und Mineralwasser) sowie Kräuter- oder Früchtetees.
- Manche Lebensmittel wie Fisch und Meeresfrüchte, Alkohol sowie Fleisch werden von Gichtpatienten verstärkt mit dem Auftreten eines akuten Gichtanfalls verbunden. Dies konnte eine Reihe von wissenschaftlichen Studien bestätigen. Manchmal ist der Zusammenhang jedoch weniger klar. In einer Studie aus Neuseeland führte beispielsweise der vermehrte Konsum von Tomaten vor allem in verarbeiteter Form zur leichten Erhöhung der Harnsäurespiegel, obwohl Tomaten sehr arm an Purinen sind. Möglicherweise sind dafür andere Inhaltsstoffe verantwortlich: So enthalten Tomaten Verbindungen, denen eine vorübergehende Hemmung der Ausscheidung von Stoffwechselprodukten wie der Harnsäure über die Nieren beziehungsweise eine Anregung der Harnsäurebildung im Körper nachgesagt wird. Hier können wir Ihnen nur empfehlen, auf Zusammenhänge zwischen akuten Gichtanfällen und dem Verzehr bestimmter Lebensmittel zu achten und gegebenenfalls zu testen, ob der Verzicht auf diese zu einer Besserung führt.
- Auch die Zusatzstoffe Guanylat (E626-E629), Inosinat (E630-E633) und 5-Ribonucleotid sowie ihre Salze (E634, E635), die als Geschmacksverstärker dienen, können Quellen für Harnsäure sein.

Empfehlungen zur Aufnahme von Purinen als Harnsäurequelle

Grundsätzlich ist eine purinreiche Ernährung zwar keine direkte Ursache für Hyperurikämie. Schließlich entsteht der Hauptanteil der Harnsäure (etwa zwei Drittel) im Körper selbst. Allerdings verstärkt purinreiche Kost erhöhte Harnsäurewerte im Blut. Aus diesem Grund sollte bei Hyperurikämie und ganz besonders bei bereits manifester Gicht eine purinarme Kost bevorzugt werden.

PURINARME KOST

Bei purinarmer Kost unterscheidet man zwei Stufen:

- purinarm: maximale Purinaufnahme von 500 Milligramm gebildeter Harnsäure pro Tag bzw. 3000 Milligramm gebildeter Harnsäure pro Woche,
- streng purinarm: maximale Purinaufnahme von 120-300 Milligramm gebildeter Harnsäure pro Tag bzw. 2000 Milligramm gebildeter Harnsäure pro Woche.

Für die Bestimmung des Puringehalts eines Lebensmittels steht eine Reihe unterschiedlicher Methoden zur Verfügung. In Tabellen wird meist die Menge an gebildeter Harnsäure angegeben. Das macht insofern Sinn, als diese ja die Hyperurikämie auslöst. Die Harnsäure wird entweder direkt bestimmt, indem die Umwandlung nachgestellt wird, oder rechnerisch aus dem Puringehalt ermittelt. Letzterer wird im Allgemeinen als Purinstickstoff gemessen. Da aus jedem Purinbasenmolekül ein Molekül Harnsäure entsteht, kann daraus ermittelt werden, wie viel von Letzterer gebildet wird. Der Faktor beträgt 2,4 (für Adenin und Guanin) oder 3 (für Hypoxanthin und Xanthin) in Abhängigkeit vom Gehalt an den unterschiedlichen Purinbasen (die sich in der Anzahl der im Molekül enthaltenen Stickstoffatome unterscheiden).

Hypoxanthin- und Adeningehalt einiger Lebensmittel

Purine kommen in mehreren Formen im Körper und der Nahrung vor. Im Wesentlichen entsteht die Harnsäure aus vier Purinbasen und daraus abgeleiteten Verbindungen: Adenin, Guanin, Hypoxanthin und Xanthin. Studien haben gezeigt, dass diese verschiedenen Substanzen nicht alle im gleichen Ausmaß einen Anstieg des Harnsäurespiegels im Blut bewirken. So wirkt Hypoxanthin am stärksten harnsäurebildend, dicht gefolgt von Adenin, während Guanin und Xanthin deutlich schwächere Auswirkungen zeigen. Dies könnte unter anderem erklären, warum Lebensmittel trotz eines vergleichbaren Gehalts an Gesamtpurinen in Versuchen dennoch unterschiedliche Auswirkungen auf den Harnsäurespiegel im Blut hatten.

In der Tabelle sind einige Lebensmittel in Hinblick auf ihren Gehalt an Hypoxanthin und Adenin zusammengestellt.

Lebensmittel mit hohem Gehalt an Hypoxanthin und/oder Adenin (über 100 mg/100 g Lebensmittel)	
Bierhefe, Hefeextrakt (>300 mg/100 g) Fleischextrakt (>300 mg/100 g) Kalbsbries, Schweineherz, Milz (>300 mg/100 g) Mageres Muskelfleisch, mageres Geflügel, Garnelen (>100-300 mg/100 g)	Fisch mit Haut (z.B. Hering, Rotbarsch, Makrele, Sardine, Anchovis) Thunfisch, Forelle, Heilbutt, Lachs, Schellfisch, Karpfen Sprotte, geräuchert, mit Haut Rohschinken, sonstige Innereien (>100 -300 mg/100 g)
Lebensmittel mit mittlerem Gehalt an Hypoxanthin und/oder Adenin (50–100 mg/100 g Lebensmittel)	
Fetteres Fleisch, Wurstwaren, Hering ohne Haut, Sardellen, Scholle, Muscheln, Tintenfisch, Austern	Sonnenblumenkerne, Sojamehl, Sojafleisch und -granulat, Quorn (Fleischersatz aus Pilzeiweiß), Zunge
Lebensmittel ohne oder mit geringem Gehalt an Hypoxanthin und/oder Adenin (unter 50 mg/100 g Lebensmittel)	
Brot, Eier, Gemüse, Pilze, Obst, Getreide und Getreideprodukte, Honig, Zucker, Kakaopulver	Hülsenfrüchte, gegart Kaviar, Mandeln, Milch und Milchprodukte, Sojasauce

Fleisch und Fisch: In Maßen und ohne Haut

Ein hoher Konsum von Fleisch, Fisch und Meerestieren ist am stärksten für Hyperurikämie und das Auftreten von Gicht verantwortlich. Besonders viele Purine sind in zellreichen Geweben wie Innereien, Drüsengewebe und Haut enthalten. Vor allem die Haut weist hohe Konzentrationen auf und sollte daher immer entfernt werden. Im Muskelgewebe kommen reichlich Energiespeichermoleküle vor. Grundsätzlich gilt die Empfehlung: Essen Sie nicht mehr als 100 Gramm Fleisch oder Fisch pro Tag und planen Sie pro Woche ein bis zwei Portionen Fisch und mindestens ein bis zwei fleischlose Tage ein.

Vegetarische Kost als erste Wahl

Es empfiehlt sich eine vorwiegend ovo-lakto-vegetarische Ernährungsweise, bei der Eier und Milchprodukte als hauptsächliche Eiweißquellen dienen. In Hülsenfrüchten (an sich die hochwertigsten pflanzlichen Proteinquellen) dienen Purine der Stickstoffspeicherung, sodass hier höhere Gehalte gefunden werden. Das gilt auch für Pilze und Hefe. Milch dagegen enthält überhaupt keine Purine, Käse nur sehr geringe Mengen. Darüber hinaus zeigen Studien, dass eine hohe Aufnahme an Milchprodukten den Harnsäurespiegel sogar senken kann. Schon im 17. Jahrhundert empfahl der Philosoph John Locke Gichtkranken Milch und Milchprodukte.

Frische und Zubereitung von Lebensmitteln

Auch die Frische eines Lebensmittels und seine Zubereitungsart bestimmen, ob und wie sehr es den Harnsäurewert beeinflusst: Bei längerer Lagerung werden Nukleinsäuren abgebaut und damit Purine freigesetzt. Beim Erhitzen können Purinbasen aus den Nukleinsäuren herausgelöst werden. Im Gegensatz zum Braten oder Grillen gehen sie beim Kochen ins Kochwasser über. Wenn Sie das Wasser abschütten, eliminieren Sie somit auch die gelösten Purine.

Fruktose als Risikofaktor

Hyperurikämie dürfte auch durch einen anderen weit verbreiteten Nahrungsbestandteil begünstigt werden, nämlich Fruktose, welche sowohl den Purinabbau anregt als auch deren Neusynthese. Fruktose ist Bestandteil von Haushaltszucker und wird vor allem mit gesüßten Erfrischungsertränken wie Limonade in zunehmender Menge konsumiert. Zwar enthält auch Obst Fruktose, es handelt sich dabei jedoch um geringere Mengen, die zudem langsamer freigesetzt werden. Da ein erhöhter Konsum von Zucker vor allem in Form von Getränken auch Übergewicht begünstigt und sich negativ auf den Blutzuckerspiegel auswirkt, sollte er unbedingt eingeschränkt werden.

Kaffee – ein Schutzfaktor?

Eine weitere Purinverbindung ist das Alkaloid Koffein, das allerdings etwas anders verwertet wird als die Purinbasen. Es konnte gezeigt werden, dass Kaffeekonsum und Abbauprodukte des Koffeins das Enzym Xanthinoxidase und damit die Entstehung von Harnsäure hemmen können. Studien deuten sogar darauf hin, dass regelmäßiger Kaffeekonsum das Risiko einer Gichterkrankung senken kann.

Ob jedoch tatsächlich das im Kaffee enthaltene Koffein dafür verantwortlich ist, scheint fraglich. Denn der Effekt war unabhängig von der aufgenommenen Koffeinmenge. Zudem trat Gicht auch bei jenen Studienteilnehmern seltener auf, die entkoffeinierten Kaffee tranken – es dürfte demnach ein anderer Inhaltsstoff des Getränks dafür verantwortlich sein, dass das Krankheitsrisiko sinkt.

Kurzum: Kaffee, schwarzer Tee und Schokolade sind bei Hyperurikämie nicht völlig verboten. Letztere sollte aber aufgrund ihres relativ hohen Gehalts an Fett und Zucker nur von Zeit zu Zeit in Maßen genossen werden.

Übersicht über den Puringehalt von Lebensmitteln

Purinfreie oder -arme Lebensmittel (unter 50 mg gebildete Harnsäure/100 g Lebensmittel)
Milch und Milchprodukte Käse Eier die meisten Gemüse Obst die meisten Getreide in gekochter essfertiger Form
Lebensmittel mit mittlerem Puringehalt (50–150 mg gebildete Harnsäure/100 g Lebensmittel)
Kohlgemüse wie Rosenkohl, Blumenkohl Hülsenfrüchte Rindfleisch Garnelen, Krebse gekochter Vollkornreis Getreideflocken (Hafer, Gerste, Roggen, Weizen)
Lebensmittel mit hohem Puringehalt (150–400 mg gebildete Harnsäure/100 g Lebensmittel)
Innereien (Leber, Niere, Herz, Lunge) Hammel-, Lammfleisch die meisten Fischarten Muscheln
Lebensmittel mit sehr hohem Puringehalt (über 400 mg gebildete Harnsäure/100 g Lebensmittel)
Ölsardinen Bries und Milz Fleischextrakt Roggen- und Weizenkeime Hefe

Hinweise und Erläuterungen zur Tabelle

- Die folgende Tabelle gibt die Menge an Harnsäure an, die aus verschiedenen Lebensmitteln und Gerichten gebildet wird. Aus praktischen Gründen beziehen sich die Gehalte auf eine durchschnittliche Portionsgröße des jeweiligen Lebensmittels. Dadurch wird der verzehrten Menge Rechnung getragen. Denn auch wenn manch ein Lebensmittel pro 100 Gramm gar nicht so viele Purine enthält, kann es doch maßgeblich zur Harnsäureentstehung beitragen, wenn es in großen Mengen aufgenommen wird. Genauso fällt ein purinreiches Nahrungsmittel nicht stark ins Gewicht, wenn Sie nur wenig davon essen. Als Beispiel dafür wäre Hefe zu nennen.
- Die Auswahl der Lebensmittel wurde nach den verfügbaren Werten zum Harnsäuregehalt getroffen. Angegeben ist die Menge an Harnsäure, die im Körper gebildet wird (in mg), da diese letztendlich den Ausschlag gibt. Zu Vergleichszwecken ist diese auch für 100 Gramm Lebensmittel aufgeführt.
- Um einen raschen Überblick zu liefern, wurden die Lebensmittel nach dem Ampelsystem bewertet, wobei einerseits die Rolle eines Lebensmittels als Purinlieferant berücksichtigt wurde, andererseits sein allgemeiner Gesundheitswert. Im ersten Fall kennzeichnet „Grün“ Nahrungsmittel, die in den üblichen Mengen bedenkenlos gegessen werden können. Der Grenzwert liegt hier bei 100 Milligramm gebildeter Harnsäure pro Portion, entsprechend einem Fünftel der bei purinarmer Kost erlaubten Tagesmenge (siehe Seite 20). Lebensmittel, die pro Portion zwischen 100 und 300 Milligramm Harnsäure

liefern, sind gelb markiert. Hier ist zwar Vorsicht geboten, doch können sie in Maßen gegessen werden. Rot gekennzeichnete Lebensmittel, die pro Portion 300 Milligramm oder mehr Harnsäure und damit über die Hälfte der täglich erlaubten Menge liefern, sollten Sie hingegen nach Möglichkeit meiden.

Bei der Bewertung spielt auch der Anteil, den ein Lebensmittel an der täglichen Nahrung hat, eine Rolle. Deshalb wurden z.B. viele Wurstwaren gelb markiert, obwohl die angegebene Portion unter 100 Milligramm Harnsäure liefert. Hier muss allerdings bedacht werden, dass diese Portion nur einen kleinen Anteil an der täglichen Kost hat und dafür relativ viele Purine enthält.

- In der Spalte „Gesunde Ernährung“ werden Lebensmittel nach ihrem Beitrag zu einer gesunden Ernährung bewertet. Kriterien sind hier vor allem der Energie- und Fettgehalt sowie die enthaltenen Mengen an Zucker und Salz. Dies soll Ihnen helfen, die richtige Wahl zu treffen, um Übergewicht zu vermeiden oder zu reduzieren und den Fett- und Zuckerstoffwechsel im Gleichgewicht zu halten. Dabei wurde jedes Lebensmittel auch innerhalb seiner Klasse betrachtet. Eine grüne Kennzeichnung macht zwei Lebensmittel insofern nicht unbedingt gleichwertig.
- Aufgrund der positiven Auswirkungen einer Gewichtsreduktion sollten auch der Energie- und Fettgehalt der Nahrung berücksichtigt werden. Beide sind deshalb in der Tabelle aufgeführt. Sie fließen in die Bewertung der Lebensmittel hinsichtlich ihrer gesundheitsfördernden Eigenschaften mit ein, wobei beim Fett nicht nur die Menge, sondern auch die Qualität eine Rolle spielt.
- Da Hyperurikämie das Risiko für Nierenschäden erhöht, muss auch die Eiweißzufuhr beachtet werden. Aus diesem Grund wird in der Tabelle der Proteingehalt der einzelnen Lebensmittel aufgeführt. Besteht bereits eine Nierenfunktionsstörung, ist eine individuelle Ernährungsberatung zu empfehlen.

- Aufgrund des bei Hyperurikämie und Gicht erhöhten Risikos für eine Nierenschädigung kann ein hoher Gehalt an Oxalsäure ein Problem darstellen. 70 bis 75 Prozent aller Nierensteine bestehen nämlich aus Kalziumoxalat. Somit sollten Spinat, Mangold, Rhabarber und andere oxalsäurereiche Lebensmittel wie Kakaopulver und dunkle Schokolade mit Vorsicht genossen werden.
- Bei den angegebenen Werten für die gebildete Harnsäure und die Nährwerte eines Lebensmittels handelt es sich um Durchschnittswerte. Bei natürlichen Produkten kommt es wie bei anderen Inhaltsstoffen auch zu starken Schwankungen. Insofern können diese Werte natürlich nur eine Orientierungshilfe geben. Das gilt besonders für die Angaben zu den fertigen Gerichten. Diese wurden in der Regel aus Standardrezepten berechnet, um ungefähre Aussagen über den Nährstoffgehalt sowie die nach dem Verzehr gebildete Harnsäure zu erlauben. Da allerdings große Unterschiede in Hinblick auf Zusammensetzung und Portionsgrößen bestehen, können hier nur ungefähre Schätzungen erfolgen.

ZEICHENERKLÄRUNG

● (grün)	= diese Lebensmittel können in den üblichen Mengen bedenkenlos verzehrt werden
● (gelb)	= diese Lebensmittel sollten Sie nur in Maßen essen
● (rot)	= diese Lebensmittel sollten Sie möglichst meiden
+	= der jeweilige Nährstoff ist nur in Spuren enthalten
*	= diese Getränke enthalten zwar kaum oder keine Purine, aber der Alkohol darin erhöht den Harnsäurewert im Körper
–	= keine Daten verfügbar

Lebensmittel	Harnsäure-gehalt mg/100 g	Portion g/ml
Getreide, Getreideprodukte und Mehle		
Buchweizen, Grieß/Grütze	125	40
Buchweizen, Grieß/Grütze, gekocht	33	120
Buchweizen, Korn, gekocht	49	180
Buchweizen, Korn, geschält	156	60
Buchweizen, Vollmehl, 1 EL	180	15
Bulgurweizengrütze	69	40
Gerste, Graupen	100	50
Gerste, Korn	94	60
Gerste, Korn, gekocht	34	180
Gerstenflocken	82	50
Gerstenflocken, gekocht	21	150
Gerstengrieß, gekocht	29	120
Gerstengrieß, Vollkorn	82	40
Gerstenmehl, 1 EL	102	15
Getreidesprossen	15	12
Grünkern, gekocht	49	180
Grünkern, Korn/Grütze	155	60
Hafer, Korn	94	60
Hafer, Korn, gekocht	31	180
Hafergrieß/-grütze	139	40
Hafergrieß/-grütze, gekocht	49	120
Haferflocken, gekocht	26	150
Haferflocken, Vollkorn	100	50
Hafermehl, 1 EL	149	15
Hirse, Korn, gekocht	28	180
Hirse (Rispenhirse), Korn, geschält	69	60
Hirseflocken, 1 EL	85	15
Kolbenhirse, roh	97	60
Mais	60	40
Mais, gekocht	24	150
Maisgrieß	29	20
Reis, geschält, gekocht	54	180

Harnsäure mg/Port.	Energie kcal/Port.	Fett g/Port.	Protein g/Port.	Kohlenhydrate g/Port.	Harnsäure	Gesunde Ernährung
50	135	0,6	3,2	29,0	🟢	🟢
40	86	0,5	2,2	18,1	🟢	🟢
88	194	0,9	5,1	41,3	🟢	🟢
94	206	1,0	5,5	43,8	🟢	🟢
27	53	0,4	1,8	10,6	🟢	🟢
28	130	0,4	3,6	27,6	🟢	🟢
50	169	0,7	5,2	35,5	🟢	🟢
56	200	1,3	6,2	38,0	🟢	🟢
61	184	1,3	6,3	36,4	🟢	🟢
41	157	0,8	4,0	33,1	🟢	🟢
32	98	0,5	2,7	20,4	🟢	🟢
35	108	0,6	3,0	22,3	🟢	🟢
33	126	0,6	3,2	26,4	🟢	🟢
15	50	0,3	1,5	10,3	🟢	🟢
2	8	+	0,4	1,6	🟢	🟢
88	188	1,8	6,8	35,6	🟢	🟢
93	194	1,6	6,5	38,0	🟢	🟢
56	208	4,3	5,9	33,4	🟢	🟢
56	207	4,5	7,4	33,7	🟢	🟢
56	148	2,3	5,2	26,3	🟢	🟢
59	130	2,2	4,9	22,2	🟢	🟢
39	119	2,4	4,4	19,5	🟢	🟢
50	176	3,5	6,8	29,4	🟢	🟢
22	56	1,1	2,1	9,4	🟢	🟢
50	171	2,2	5,2	32,6	🟢	🟢
41	214	2,3	5,9	41,3	🟢	🟢
13	53	0,6	1,5	10,3	🟢	🟢
58	222	2,7	8,6	38,6	🟢	🟢
24	156	1,5	3,7	26,0	🟢	🟢
36	161	2,0	4,5	30,5	🟢	🟢
6	68	0,2	1,8	14,7	🟢	🟢
52	191	0,4	3,6	43,2	🟢	🟡

Lebensmittel	Harnsäure-gehalt mg/100 g	Portion g/ml
Reis, geschält, roh	87	60
Reis, natur, gekocht	53	180
Reis, natur, roh	134	60
Reiskleie	117	15
Roggen, gekocht	18	180
Roggen, Korn	51	60
Roggenflocken	70	50
Roggenflocken, gekocht	18	150
Roggenkeime/-keimflocken, 1 EL	1230	15
Roggenmehl, Type 815, 1 EL	51	15
Roggenmehl, Type 997, 1 EL	54	15
Roggenmehl, Type 1150, 1 EL	66	15
Roggenmehl, Type 1800, Backschrot, 1 EL	80	15
Weizen, Korn	51	60
Weizen, Korn, gekocht	18	180
Weizenflocken	90	50
Weizenflocken, gekocht	23	150
Weizengrieß	80	40
Weizenkeime/-keimflocken, 1 EL	843	15
Weizenkleie, 1 EL	142	15
Weizenmehl, Type 405, 1 EL	40	15
Weizenmehl, Type 630, 1 EL	43	15
Weizenmehl, Type 1050, 1 EL	46	15
Weizenvollkornmehl, 1 EL	82	15

Brot und Backwaren

Lebensmittel	Harnsäure-gehalt mg/100 g	Portion g/ml
Baguette	44	30
Grahambrot	64	50
Grahambrötchen	57	45
Hafervollkornbrot	62	50
Knäckebrot, *Leicht & Cross*	77	10
Leinsamenbrot (Weißbrot)	45	45
Mehrkornbrot (Mischbrot)	46	50

Harnsäure mg/Port.	Energie kcal/Port.	Fett g/Port.	Protein g/Port.	Kohlen-hydrate g/Port.	Harnsäure	Gesunde Ernährung
52	209	0,4	4,1	46,6	🟢	🟡
95	209	1,3	4,3	44,5	🟢	🟢
80	209	1,3	4,3	44,5	🟢	🟢
18	59	3,1	2,0	4,3	🟢	🟢
32	205	1,1	5,6	39,1	🟢	🟢
31	191	1,0	5,3	36,4	🟢	🟢
35	148	0,9	4,5	30,1	🟢	🟢
27	93	0,6	3,2	18,5	🟢	🟢
185	51	1,7	5,9	3,1	🟡	🟢
8	48	0,2	1,0	10,7	🟢	🟡
8	47	0,2	1,1	10,2	🟢	🟢
10	48	0,2	1,2	10,1	🟢	🟢
12	44	0,2	1,6	8,9	🟢	🟢
31	194	1,1	6,4	35,8	🟢	🟢
32	207	1,3	6,8	38,3	🟢	🟢
45	157	1,0	5,9	30,5	🟢	🟢
35	99	0,8	4,1	18,8	🟢	🟢
32	130	0,3	3,8	27,6	🟢	🟢
126	47	1,4	4,0	4,6	🟡	🟢
21	26	0,7	2,2	2,6	🟢	🟢
6	51	0,2	1,5	10,6	🟢	🟡
6	51	0,2	1,6	10,4	🟢	🟢
7	50	0,3	1,7	10,1	🟢	🟢
12	45	0,3	1,8	9,0	🟢	🟢
13	74	0,4	2,2	15,2	🟢	🟡
32	106	0,8	3,9	20,7	🟢	🟢
26	111	0,6	3,4	22,5	🟢	🟢
31	103	0,8	3,6	20,6	🟢	🟢
8	35	0,1	1,1	7,1	🟢	🟢
20	108	1,2	3,5	20,7	🟢	🟢
23	110	0,5	3,0	22,9	🟢	🟢

Lebensmittel	Harnsäure-gehalt mg/100 g	Portion g/ml
Mehrkornvollkornbrot	63	60
Pumpernickel	57	55
Roggenknäckebrot mit Ballaststoffen	97	9
Roggenknäckebrot mit Weizenkeimen	149	10
Roggenmischbrot mit Weizenkeimen	85	45
Roggenvollkornbrot	77	60
Rosinenbrötchen (Hefe)	49	45
Schlüter-/Simonsbrot	57	50
Steinmetzbrot	44	50
Toastbrot	104	30
Vollkornbrot mit Leinsamen	59	55
Vollkornbrot mit Sonnenblumenkernen	61	60
Weißbrot	14	50
Weizenbrötchen (Semmel)	21	45
Weizenmischbrot	49	45
Weizenmischbrot mit Weizenkeimen	93	45
Weizenvollkornbrot	83	55
Weizenvollkornbrot mit Weizenkeimen	97	55

Glutenfreies Brot

Hirsebrot, glutenfrei	40	45
Körnerbrot, glutenfrei	18	45
Maiswaffelbrot, glutenfrei	14	30
Weißbrot, glutenfrei	8	40

Kuchen, Torten, Kekse

Apfelkuchen, gedeckt (Mürbeteig)	19	150
Apfelstrudel	20	180
Berliner (Krapfen)	28	60
Bienenstich	14	100
Biskuitrolle mit Erdbeeren und Sahne	11	100
Butterhefekuchen	24	100
Butterkekse, 2 Stk.	26	10

Harnsäure	Energie	Fett	Protein	Kohlen-hydrate	Harnsäure	Gesunde Ernährung
mg/Port.	kcal/Port.	g/Port.	g/Port.	g/Port.		
38	121	0,7	4,1	24,0	🟢	🟢
31	103	0,6	3,6	20,7	🟢	🟢
9	29	0,5	1,1	4,9	🟢	🟢
15	33	0,2	1,1	6,6	🟢	🟢
38	97	0,5	3,1	19,6	🟢	🟢
46	117	0,7	4,4	23,3	🟢	🟢
22	114	0,6	3,2	23,4	🟢	🟡
29	94	0,5	3,3	18,8	🟢	🟢
22	105	0,4	3,0	21,9	🟢	🟢
31	79	1,4	2,2	14,3	🟢	🟡
32	107	1,2	4,0	19,8	🟢	🟢
37	139	2,3	5,4	23,9	🟢	🟢
7	122	0,6	3,8	24,4	🟢	🟡
9	125	0,8	3,7	25,0	🟢	🟡
22	99	0,4	3,2	20,2	🟢	🟢
42	101	0,6	3,7	19,9	🟢	🟢
46	117	0,8	4,2	22,8	🟢	🟢
53	107	0,8	4,1	20,5	🟢	🟢
18	114	1,0	2,0	23,9	🟢	🟢
8	98	2,2	2,0	17,5	🟢	🟢
4	101	1,1	1,3	21,2	🟢	🟢
3	97	0,7	0,4	21,9	🟢	🟡
29	344	13,4	4,2	51,3	🟢	🟡
36	311	12,6	3,6	45,4	🟢	🟡
17	190	7,1	5,2	26,4	🟢	🟡
14	300	16,2	5,7	33,0	🟢	🔴
11	216	11,6	3,6	24,2	🟢	🟡
24	376	18,2	6,1	46,9	🟢	🔴
3	42	1,0	0,8	7,5	🟢	🟡

Lebensmittel	Harnsäure-gehalt mg/100 g	Portion g/ml
Buttercremetorte (helle Creme)	8	135
Croissant (Hefeblätterteig)	42	70
Dresdner Stollen	54	100
Elisenlebkuchen	17	25
Früchtebrot (Rührteig)	43	70
Haferflockenplätzchen	40	10
Hefezopf	37	100
Honigkuchen, holländischer Frühstückskuchen	24	40
Käsekuchen (Mürbteig)	12	100
Kräcker, fettarm	40	15
Löffelbiskuit, 1 Stk.	15	10
Marmorkuchen	13	70
Mohnstollen (Hefeteig)	53	100
Muffin mit Schokolade	22	60
Napfkuchen/Gugelhupf (Hefeteig)	40	100
Nürnberger Lebkuchen, 1 Stk.	28	40
Nussecke, 1 Stk.	22	50
Nusskuchen (Rührteig)	18	70
Obstkuchen (Hefeteig, fettarm)	28	150
Printe, 1 Stk.	25	20
Rehrücken (Biskuit)	18	100
Sachertorte	9	130
Salzstangen, 1/5 Pck.	100	50
Schokocroissant	51	63
Schwarzwälder Kirschtorte	11	125
Spitzbuben, 2 Stk.	23	50
Streuselkuchen (Hefeteig)	25	100
Vollkornkekse	55	50
Vollkornkekse mit Soja	105	50
Vollkornmüslikeks	55	50
Zwieback, eifrei, 2 Scheiben	60	20
Zwieback, mit Ei, 2 Scheiben	67	20
Zwiebelkuchen	20	230

Harnsäure mg/Port.	Energie kcal/Port.	Fett g/Port.	Protein g/Port.	Kohlenhydrate g/Port.	Harnsäure	Gesunde Ernährung
6	416	25,2	5,8	41,6	🟢	🔴
29	356	23,5	5,0	31,4	🟢	🔴
54	408	21,8	5,7	46,7	🟢	🔴
4	103	5,0	2,2	12,4	🟢	🟢
30	245	8,3	4,6	37,0	🟢	🟢
4	42	2,1	0,8	5,0	🟢	🟢
37	302	9,1	7,5	46,6	🟢	🟡
9	141	0,5	1,6	31,9	🟢	🟡
12	276	14,1	8,8	27,9	🟢	🟡
6	56	0,5	1,5	11,3	🟢	🟢
2	41	0,5	0,9	8,2	🟢	🟢
9	274	15,2	4,3	30,0	🟢	🔴
53	321	14,7	8,6	37,7	🟢	🟡
13	172	7,0	6,7	22,4	🟢	🟡
40	349	16,8	6,4	42,5	🟢	🔴
11	160	5,5	2,6	24,6	🟢	🟢
11	270	18,0	3,5	23,9	🟢	🟡
13	319	22,1	6,2	24,3	🟢	🟡
42	216	5,1	4,2	37,5	🟢	🟢
5	93	4,3	1,6	12,0	🟢	🟢
18	427	23,8	7,2	46,0	🟢	🔴
12	438	18,9	7,5	59,4	🟢	🔴
50	174	0,3	4,5	37,7	🟢	🟡
32	275	17,2	4,1	25,4	🟢	🔴
14	309	20,1	4,9	26,8	🟢	🔴
12	284	19,8	3,4	23,6	🟢	🔴
25	376	14,9	5,9	54,4	🟢	🟡
28	236	12,1	5,8	25,9	🟢	🟢
53	421	11,2	8,6	18,9	🟢	🟢
28	222	9,5	4,0	30,0	🟢	🟢
12	183	2,2	4,6	35,7	🟢	🟢
13	194	3,9	6,1	33,3	🟢	🟢
46	453	33,4	12,2	26,0	🟢	🔴

Lebensmittel	Harnsäure-gehalt mg/100 g	Portion g/ml

Frühstückscerealien

Cini Minis, *Nestlé*	80	30
Cornflakes	83	30
Früchtemüsli	95	50
Mehrkornflocken, geröstet, mit Zucker/Honig	82	30
Müslimischung	105	50
Puffreis	96	8
Schokomüsli	86	50
Trio, *Nestlé*	80	30

Teigwaren, Nudeln

Eierteigwaren, gekocht	21	180
Eierteigwaren, roh	40	60
Eierteigwaren mit Spinat, gekocht	32	180
Eierteigwaren mit Spinat, roh	89	60
Nudeln aus Hartweizen, gekocht	26	150
Nudeln aus Hartweizen, roh	60	60
Spätzle (hoher Eianteil), roh	76	60
Spätzle, gekocht	27	180
Vollkorneierteigwaren	83	60
Vollkornhirsenudeln, gekocht	33	150
Vollkornhirsenudeln, roh	77	60
Vollkornweizennudeln, gekocht	34	150
Vollkornweizennudeln, roh	80	60
Vollkornweizennudeln mit Soja, gekocht	57	150
Vollkornweizennudeln mit Soja, roh	132	60

Backzutaten und Teige

Agar-Agar, Trockenprodukt	368	5
Backpulver, 1 Pck.	0	7
Bäckerhefe, frisch, 1 Würfel	680	42
Bierteig	23	100

Harnsäure mg/Port.	Energie kcal/Port.	Fett g/Port.	Protein g/Port.	Kohlenhydrate g/Port.	Harnsäure	Gesunde Ernährung
24	123	2,9	1,4	22,8	grün	rot
25	107	0,2	2,3	24,6	grün	gelb
48	170	3,0	5,0	30,2	grün	grün
25	95	0,5	2,9	19,3	grün	gelb
53	176	3,7	5,2	30,0	grün	grün
8	31	0,2	0,6	6,7	grün	grün
43	200	5,8	5,0	31,9	grün	gelb
24	114	0,6	2,2	24,9	grün	rot
38	227	1,8	7,9	43,9	grün	gelb
24	217	1,7	7,4	41,9	grün	gelb
58	218	1,4	6,8	43,2	grün	gelb
53	204	1,6	6,4	40,3	grün	gelb
39	225	0,8	8,1	45,5	grün	gelb
36	217	0,7	7,5	45,1	grün	gelb
46	212	2,8	6,7	39,5	grün	gelb
49	227	2,9	7,2	42,3	grün	gelb
50	200	2,5	7,5	36,2	grün	grün
50	222	1,4	7,7	44,0	grün	grün
46	206	1,3	7,1	40,9	grün	grün
51	209	1,7	8,7	39,2	grün	grün
48	206	1,8	9,0	38,4	grün	grün
86	210	3,3	10,5	33,9	grün	grün
79	195	3,1	9,8	31,5	grün	grün
18	17	0,1	2,1	1,8	grün	grün
18	11	0,0	+	1,9	grün	gelb
286	33	0,5	7,0	0,5	gelb	grün
23	226	6,6	7,8	31,8	grün	gelb

Lebensmittel	Harnsäure-gehalt mg/100 g	Portion g/ml
Blätterteig	23	100
Gelatine, 1 Pck. (6 Blätter)	15	10
Hefeteig, leicht, gesüßt	40	100
Kakaopulver, schwach entölt	71	10
Kakaopulver, stark entölt	83	10
Mürbeteig, süß	20	100
Natursauerteig, getrocknet	77	100
Strudelteig	27	100

Obst

Ananas	19	125
Apfel	14	150
Aprikose, 2 Stk.	20	75
Aprikose, getrocknet, 3 Stk.	73	25
Avocado, 1 mittelgroße	19	160
Banane	25	100
Birne	12	150
Brombeere	15	125
Dattel, getrocknet, 3 Stk.	34	25
Erdbeeren	21	200
Feige, 1 Stk.	15	60
Feige, getrocknet, 3 Stk.	64	25
Grapefruit	15	250
Heidel-/Blaubeeren	22	125
Heidelbeeren aus Kultur, TK	22	125
Himbeeren	18	125
Holunderbeeren	33	125
Honigmelone	33	150
Johannisbeeren, rot	17	125
Kirschen, sauer	17	150
Kirschen, süß	17	150
Kiwi	19	80
Kochbanane	27	100

Harnsäure mg/Port.	Energie kcal/Port.	Fett g/Port.	Protein g/Port.	Kohlen-hydrate g/Port.	Harnsäure	Gesunde Ernährung
23	434	33,0	4,3	30,0	🟢	🔴
2	34	0,0	8,4	0,0	🟢	🟢
40	290	8,3	6,8	46,5	🟢	🟡
7	40	2,5	2,0	1,1	🟢	🟢
8	25	1,2	2,3	1,3	🟢	🟢
20	479	27,5	5,1	53,1	🟢	🔴
77	336	1,5	9,6	66,7	🟢	🟢
27	306	8,5	8,3	48,5	🟢	🟡
24	71	0,2	0,6	15,5	🟢	🟢
21	86	0,9	0,5	17,1	🟢	🟢
15	32	0,1	0,8	6,4	🟢	🟢
18	60	0,1	1,3	12,0	🟢	🟢
30	376	37,6	3,0	0,6	🟢	🟡
25	93	0,2	1,2	20,0	🟢	🟢
18	93	0,4	0,7	18,6	🟢	🟢
19	55	1,3	1,5	7,8	🟢	🟢
9	73	0,1	0,5	16,3	🟢	🟢
42	70	0,8	1,6	11,0	🟢	🟢
9	36	0,2	0,8	7,7	🟢	🟢
16	69	0,3	0,9	13,8	🟢	🟢
38	113	0,5	1,5	18,8	🟢	🟢
28	56	0,8	0,8	7,6	🟢	🟢
28	104	0,6	0,9	23,8	🟢	🟢
23	53	0,5	1,6	6,0	🟢	🟢
41	68	2,1	3,2	8,2	🟢	🟢
50	84	0,2	1,4	18,6	🟢	🟢
21	50	0,3	1,4	6,0	🟢	🟢
26	83	0,8	1,4	14,8	🟢	🟢
26	99	0,5	1,4	20,0	🟢	🟢
15	43	0,5	0,8	7,3	🟢	🟢
27	128	0,3	1,0	29,3	🟢	🟢

Lebensmittel	Harnsäure-gehalt mg/100 g	Portion g/ml
Orange	19	150
Pfirsich	21	120
Pflaumen, etwa 3 Stk.	24	100
Pflaumen, getrocknet	64	25
Preiselbeeren, roh	13	125
Preiselbeerkompott, ungesüßt	24	100
Quitte, roh	30	150
Rosinen	107	25
Stachelbeere	16	150
Wassermelone	20	150
Weintrauben	27	150
Zitrone	20	60
Zuckermelone (Cantaloupe)	33	150
Zwetschgen	24	100

Gemüse, Kräuter

Lebensmittel	Harnsäure-gehalt mg/100 g	Portion g/ml
Artischocke	78	200
Artischockenböden, Konserve	42	150
Aubergine	21	200
Bambussprossen	29	150
Balsambirne, 1 Stück	12	125
Blumenkohl	45	200
Bohnen, grün	37	200
Bohnen, grün, TK	32	200
Brennnessel	60	20
Brokkoli	81	200
Brokkolisprossen, 2 geh. EL	153	5
Brunnenkresse	30	75
Chayote	7	200
Chicorée	12	150
Chinakohl	21	200
Eissalat	11	50
Endivie	16	50

Harnsäure mg/Port.	Energie kcal/Port.	Fett g/Port.	Protein g/Port.	Kohlenhydrate g/Port.	Harnsäure	Gesunde Ernährung
29	68	0,3	1,5	12,4	grün	grün
25	55	0,1	0,9	10,7	grün	grün
24	52	0,2	0,6	10,2	grün	grün
16	64	0,2	0,6	11,9	grün	grün
16	44	0,6	0,4	7,8	grün	grün
24	34	0,6	0,7	6,5	grün	grün
45	75	0,8	0,6	11,0	grün	grün
27	76	0,1	0,6	17,0	grün	grün
24	63	0,2	1,2	10,6	grün	grün
30	56	0,3	0,9	12,5	grün	grün
34	107	0,4	1,0	22,8	grün	grün
12	22	0,4	0,4	1,9	grün	grün
50	84	0,2	1,4	18,6	grün	grün
24	43	0,1	0,6	8,8	grün	grün

Harnsäure mg/Port.	Energie kcal/Port.	Fett g/Port.	Protein g/Port.	Kohlenhydrate g/Port.	Harnsäure	Gesunde Ernährung
156	90	0,2	4,8	5,3	gelb	grün
63	24	0,2	2,7	2,6	grün	grün
42	48	0,4	2,5	5,0	grün	grün
44	27	0,5	3,8	1,4	grün	grün
15	21	0,2	1,3	1,1	grün	grün
90	46	0,6	5,0	4,6	grün	grün
74	74	0,5	4,8	5,2	grün	grün
64	54	0,6	3,2	8,8	grün	grün
12	9	0,1	1,4	0,3	grün	grün
162	70	0,4	7,6	5,3	gelb	grün
8	1	+	0,1	0,1	grün	grün
23	14	0,2	1,2	1,5	grün	grün
14	48	0,2	1,6	9,4	grün	grün
18	30	0,3	1,8	3,7	grün	grün
42	32	0,6	2,1	2,5	grün	grün
6	7	0,1	0,5	0,8	grün	grün
8	8	0,1	0,9	0,6	grün	grün

Lebensmittel	Harnsäure-gehalt mg/100 g	Portion g/ml
Erbsen, grün, Konserve, abgetropft	22	150
Erbsen, grün, mit Schote	84	100
Feldsalat	34	50
Fenchelknolle	14	200
Frühlingszwiebel (Jungzwiebel)	48	150
Gartenkresse	28	10
Gewürzgurke, 3 mittelgroße	8	50
Grünkohl	48	200
Gurke	7	100
Ingwer, frisch	3	5
Knoblauch, 1 Zehe	15	3
Kohlrabi	25	200
Kohlrübe/Steckrübe	20	200
Kombu (Seetang), getrocknet	55	10
Kopfsalat	13	50
Kürbis, Gartenkürbis	44	200
Kürbis, Riesenkürbis	66	200
Mangold, gegart	71	200
Mangold, roh	57	200
Mangoldstiele, gegart	67	200
Möhren (Karotten), 3 mittelgroße	17	200
Nori (Seetang), getrocknet	696	10
Okra	9	150
Olive, grün, 5–6 Stk.	29	25
Olive, schwarz, 5–6 Stk.	31	25
Pakchoy	25	200
Palmherz, gegart	30	150
Paprika, grün, 1 Schote	55	150
Pastinake, gegart	29	200
Petersilienblätter	57	5
Petersilienwurzel	32	200
Porree (Lauch), gegart	45	200
Porree (Lauch), roh	74	200

Harnsäure mg/Port.	Energie kcal/Port.	Fett g/Port.	Protein g/Port.	Kohlenhydrate g/Port.	Harnsäure	Gesunde Ernährung
33	110	0,6	7,8	17,4	🟢	🟢
84	88	0,5	6,6	12,3	🟢	🟢
17	8	0,2	0,9	0,4	🟢	🟢
28	64	0,6	4,9	5,7	🟢	🟢
72	51	0,6	2,9	6,2	🟢	🟢
3	4	0,1	0,4	0,2	🟢	🟢
4	8	0,1	0,3	1,0	🟢	🟢
96	88	1,8	8,6	5,1	🟢	🟢
7	13	0,2	0,6	1,8	🟢	🟢
0,1	3	+	0,1	0,6	🟢	🟢
<1	4	+	0,2	0,9	🟢	🟢
50	54	0,3	3,9	7,4	🟢	🟢
40	68	0,4	2,2	14,0	🟢	🟢
5,5	22	0,3	0,8	2,4	🟢	🟢
6,5	7	0,1	0,6	0,5	🟢	🟢
88	56	0,3	2,2	9,2	🟢	🟢
132	68	0,3	1,9	14,0	🟡	🟢
142	52	0,6	4,8	5,0	🟡	🟢
114	50	0,6	4,2	5,8	🟡	🟢
134	44	0,6	4,0	4,6	🟡	🟢
34	66	0,4	2,0	9,6	🟢	🟢
69,6	26	0,2	3,2	1,1	🟢	🟢
14	30	0,3	3,2	3,3	🟢	🟢
7	36	3,5	0,3	0,4	🟢	🟢
8	88	9,0	0,6	1,2	🟢	🟡
50	28	0,6	2,4	2,4	🟢	🟢
90	47	0,2	3,8	7,1	🟢	🟢
83	39	0,4	1,6	4,4	🟢	🟢
58	34	0,8	2,2	4,0	🟢	🟢
3	3	+	0,2	0,4	🟢	🟢
64	80	1,0	5,8	12,0	🟢	🟢
90	46	0,6	4,6	5,0	🟢	🟢
148	60	0,6	4,3	6,5	🟡	🟢

Lebensmittel	Harnsäure-gehalt mg/100 g	Portion g/ml
Radicchio	10	50
Radieschen	12	150
Rhabarber	13	200
Rettich	15	100
Römersalat	10	50
Rosenkohl	69	200
Rote Bete, gekocht	20	200
Rote Bete, roh	19	200
Rotkraut	32	200
Rübe, weiß, gekocht	20	200
Rübe, weiß, roh	21	200
Rübenblätter	60	200
Sauerkraut	16	200
Schnittlauch	67	5
Schwarzwurzel	71	200
Sellerie, Knollensellerie, gekocht	30	200
Sellerie, Knollensellerie, roh	30	200
Sellerie, Bleichsellerie	51	200
Spargel, grün	41	250
Spargel, weiß	23	250
Spinat, Blatt-, gegart	71	200
Spinat, Blatt-, roh	57	200
Süßkartoffel (Batate)	20	150
Tomate, 2 mittelgroße	11	160
Tomatenmark, 1 EL	120	15
Wakame (Seetang), getrocknet	307	10
Weinblätter, Dose	37	20
Weißkraut, gegart	21	200
Weißkraut, roh	22	200
Wirsing	37	200
Zucchini	24	200
Zuckermais, Konserve	52	150
Zwiebel, roh, 1 mittelgroße	13	80

Harnsäure mg/Port.	Energie kcal/Port.	Fett g/Port.	Protein g/Port.	Kohlenhydrate g/Port.	Harnsäure	Gesunde Ernährung
5	7	0,1	0,6	0,8	🟢	🟢
18	26	0,2	1,6	3,2	🟢	🟢
26	36	0,3	1,2	2,7	🟢	🟢
15	20	0,2	1,1	2,4	🟢	🟢
5	8	0,1	0,8	0,9	🟢	🟢
138	90	0,7	8,9	6,6	🟡	🟢
40	50	0,2	2,2	10,0	🟢	🟢
38	94	0,2	3,1	16,8	🟢	🟢
64	54	0,4	3,0	7,1	🟢	🟢
40	42	0,2	2,0	4,2	🟢	🟢
42	50	0,4	2,0	9,4	🟢	🟢
120	64	0,6	4,0	9,8	🟡	🟢
32	42	0,6	3,0	1,5	🟢	🟢
3	1	+	0,2	0,1	🟢	🟢
142	110	0,9	2,8	4,2	🟡	🟢
60	40	0,6	2,8	5,6	🟢	🟢
60	52	0,7	3,1	4,5	🟢	🟢
102	42	0,4	2,4	4,4	🟢	🟢
102	63	0,7	6,2	5,1	🟢	🟢
58	50	0,4	4,9	5,1	🟢	🟢
142	38	0,6	5,6	1,0	🟡	🟢
114	42	0,6	5,6	1,2	🟡	🟢
30	171	0,9	2,4	36,2	🟢	🟢
29	27	0,3	1,5	4,2	🟢	🟢
18	26	0,3	1,5	3,8	🟢	🟢
31	18	0,3	1,4	0,6	🟢	🟢
7	14	0,4	0,9	2,3	🟢	🟢
42	40	0,4	2,6	6,0	🟢	🟢
44	62	0,4	2,8	8,4	🟢	🟢
74	62	0,6	5,6	5,8	🟢	🟢
48	44	0,6	4,1	4,5	🟢	🟢
78	131	1,8	4,9	23,6	🟢	🟢
10	26	0,2	0,9	3,9	🟢	🟢

Lebensmittel	Harnsäure-gehalt	Portion
	mg/100 g	g/ml

Kartoffeln und Kartoffelprodukte

Lebensmittel	mg/100 g	g/ml
Berner Rösti	18	200
Chips, gesalzen	69	25
Chips, mit Paprika	88	25
Kartoffeln, gekocht, mit Schale	18	200
Kartoffeln, roh	16	200
Kartoffelknödel, halb und halb, verzehrfertig, 2 Stk.	18	180
Kartoffelknödelpulver, halb und halb	87	50
Kartoffelkroketten, 4 Stk.	16	160
Kartoffelpüree, frisch, mit Vollmilch und Butter	11	200
Kartoffelpüree aus Pulver, mit Vollmilch	17	150
Kartoffelpüreepulver	94	27
Pommes frites	18	120

Pilze

Lebensmittel	mg/100 g	g/ml
Austernpilze	50	200
Champignons, frisch	58	200
Champignons, Konserve (Gesamtinhalt)	29	200
Maronenröhrlinge, frisch	48	200
Morcheln	30	100
Pfifferlinge, frisch	17	200
Pfifferlinge, Konserve (Gesamtinhalt)	6	200
Shiitake, frisch	24	100
Steinpilze, frisch	92	200
Steinpilze, getrocknet	488	25

Hülsenfrüchte und -produkte

Lebensmittel	mg/100 g	g/ml
Adzukibohnen, getrocknet	91	50
Alfalfa-, Luzernensprossen	15	20
Bohnen, dicke, frisch	42	150
Bohnen, dicke, getrocknet	167	50
Bohnen, weiß, getrocknet	128	50

Harnsäure mg/Port.	Energie kcal/Port.	Fett g/Port.	Protein g/Port.	Kohlen-hydrate g/Port.	Harnsäure	Gesunde Ernährung
36	250	13,8	5,0	25,4	🟢	🟡
22	128	7,3	1,0	14,5	🟢	🔴
22	128	7,3	1,0	14,5	🟢	🔴
36	146	0,2	4,1	29,6	🟢	🟢
32	148	0,2	4,1	29,6	🟢	🟢
32	173	0,2	2,9	39,6	🟢	🟢
44	163	0,1	2,7	37,1	🟢	🟢
26	203	7,0	6,4	27,4	🟢	🟡
22	156	4,2	5,0	22,8	🟢	🟢
25	167	4,5	6,0	25,7	🟢	🟢
25	90	0,1	1,9	20,3	🟢	🟢
22	348	17,4	5,0	42,8	🟢	🟡
100	46	0,4	4,6	+	🟢	🟢
116	38	0,5	5,5	1,1	🟡	🟢
58	32	1,0	4,5	0,1	🟢	🟢
96	64	1,7	4,5	3,0	🟢	🟢
30	24	0,3	1,7	0,5	🟢	🟢
34	36	1,0	3,2	0,3	🟢	🟢
12	42	1,4	2,8	0,4	🟢	🟢
24	34	0,5	2,2	4,3	🟢	🟢
184	66	0,8	7,5	1,1	🟡	🟢
122	59	0,8	4,9	1,0	🟡	🟢
55	165	0,3	9,9	25,1	🟢	🟢
3	6	0,1	0,8	0,4	🟢	🟢
63	126	0,8	10,5	18,8	🟢	🟢
84	155	1,0	12,0	24,5	🟢	🟢
64	142	0,8	10,5	17,4	🟢	🟢

Lebensmittel	Harnsäuregehalt mg/100 g	Portion g/ml
Bohnen, weiß, Konserve	45	150
Erbsen, gelb, geschält	176	50
Erbsen, grün, ungeschält, getrocknet	164	50
Kichererbsen, getrocknet	109	50
Kidneybohnen, getrocknet	151	50
Linsen, getrocknet	126	50
Linsen, rot, getrocknet	179	50
Linsenkeime	12	25
Mungobohnen, grün, getrocknet	240	50
Mungobohnensprossen	234	100
Sojabohnen, getrocknet	190	50
Sojabohnen, grün (Edamame)	56	150
Sojadrink, ungesüßt	26	200
Sojafleisch, gekocht	50	100
Sojafleisch, getrocknet	355	30
Sojamehl, vollfett	380	15
Sojasprossen	80	100
Tempeh	110	125
Tofu	68	125
Urdbohnen (Linsenbohnen)	222	50
Wachtelbohnen, Pintobohnen	199	50

Milch und Milchprodukte

Lebensmittel	Harnsäuregehalt mg/100 g	Portion g/ml
Buttermilch	0	250
Crème fraîche, 40 % Fett	0	25
Dick-/Sauermilch, mager	0	150
Dick-/Sauermilch, 1,5 % Fett	0	150
Dick-/Sauermilch, 3,5 % Fett	0	150
Dick-/Sauermilch, 10 % Fett	0	150
Joghurt, natur, mager	<10	150
Joghurt, natur, 1,5 % Fett	<10	150
Joghurt, natur, 3,5 % Fett	8	150
Joghurt, mit Früchten, mager	<10	150

Harnsäure mg/Port.	Energie kcal/Port.	Fett g/Port.	Protein g/Port.	Kohlen-hydrate g/Port.	Harnsäure	Gesunde Ernährung
68	98	0,6	8,0	14,9	🟢	🟢
88	172	0,7	11,4	26,0	🟢	🟢
82	153	0,7	11,5	20,6	🟢	🟢
55	153	3,0	9,3	22,2	🟢	🟢
76	167	0,4	11,8	17,6	🟢	🟢
63	152	0,8	11,7	20,3	🟢	🟢
90	181	1,5	13,7	26,2	🟢	🟢
3	30	0,1	2,3	4,8	🟢	🟢
120	156	0,7	11,8	21,8	🟡	🟢
234	26	0,2	2,9	2,7	🟡	🟢
95	187	9,2	17,5	3,1	🟢	🟢
84	221	10,2	19,4	10,3	🟢	🟢
58	106	1,4	7,0	3,2	🟢	🟢
50	83	0,7	14,7	4,5	🟢	🟢
107	75	0,7	13,2	4,0	🟡	🟢
57	54	3,1	6,1	0,5	🟢	🟢
80	50	1,0	5,8	4,7	🟢	🟢
138	190	9,6	23,8	2,2	🟡	🟢
85	106	6,0	11,0	2,4	🟢	🟢
111	152	0,6	11,6	20,8	🟡	🟢
100	174	0,6	10,7	23,5	🟢	🟢
0	88	1,3	8,8	10,0	🟢	🟢
0	95	10,0	0,5	0,6	🟢	🔴
0	51	0,2	5,1	6,3	🟢	🟢
0	69	2,3	5,1	6,2	🟢	🟢
0	96	5,3	5,0	6,0	🟢	🟡
0	177	15,0	4,7	5,6	🟢	🟡
‹15	48	0,2	5,3	6,3	🟢	🟢
‹15	66	2,3	5,1	6,2	🟢	🟢
12	92	5,3	5,0	6,0	🟢	🟢
‹15	114	0,2	5,6	21,3	🟢	🟢

Lebensmittel	Harnsäuregehalt mg/100 g	Portion g/ml
Joghurt, mit Früchten, 1,5 % Fett	‹10	150
Joghurt, mit Früchten, 3,5 % Fett	‹10	150
Kefir, 3,5 % Fett	‹10	150
Kondensmilch, 4 % Fett	0	15
Kondensmilch, 7,5 % Fett	0	15
Kondensmilch, 10 % Fett	0	15
Kuhmilch, mager	0	200
Kuhmilch, halbfett, 1,5 % Fett	0	200
Kuhmilch, vollfett, 3,5 % Fett	0	200
Milchmischerzeugnis mit Kakao, fettarm	3	200
Milchmischerzeugnis mit Kakao, vollfett	3	200
Molke	0	200
Sauerrahm, 15 % Fett	0	25
Saure Sahne, 10 % Fett	0	25
Schafmilch	0	200
Schlagsahne/Rahm, 30 % Fett	0	20
Vollmilchjoghurt mit Müsli	16	150
Ziegenmilch	0	200

Käse

Käse	Harnsäuregehalt mg/100 g	Portion g/ml
Appenzeller, 50 % Fett i. Tr.	10	30
Bel Paese, 50 % Fett i. Tr.	19	30
Bierkäse, 15% Fett i. Tr.	25	30
Blauschimmelkäse, 50 % Fett i.Tr.	10	30
Brie, 50 % Fett i. Tr.	7	30
Camembert, 45 % Fett i. Tr.	30	30
Chester, 50 % Fett i. Tr.	7	30
Cottage cheese, 20 % Fett i. Tr., 1/2 Becher	9	100
Edamer, 40 % Fett i. Tr.	7	30
Emmentaler, 45 % Fett i. Tr.	8	30
Feta, 45 % Fett i. Tr.	30	50
Frischkäse, Doppelrahm-	0	30
Gouda, alt, 45 % Fett i. Tr.	16	30

Harnsäure	Energie	Fett	Protein	Kohlen-hydrate	Harnsäure	Gesunde Ernährung
mg/Port.	kcal/Port.	g/Port.	g/Port.	g/Port.		
<15	118	2,0	4,5	20,4	🟢	🟢
<15	141	4,7	4,4	20,3	🟢	🟡
<15	92	5,3	5,0	6,0	🟢	🟢
0	19	0,6	1,4	2,0	🟢	🟡
0	20	1,1	1,0	1,4	🟢	🟡
0	26	1,5	1,3	1,9	🟢	🟡
0	70	0,2	7,0	9,8	🟢	🟢
0	94	3,0	6,8	9,8	🟢	🟢
0	128	7,0	6,6	9,6	🟢	🟢
6	236	4,2	6,8	42,0	🟢	🟡
6	262	7,2	6,8	41,8	🟢	🔴
0	48	0,4	1,6	9,4	🟢	🟢
0	40	3,8	0,8	0,8	🟢	🟡
0	29	2,5	0,8	0,9	🟢	🟢
0	194	12,6	10,6	9,4	🟢	🟢
0	62	6,3	0,5	0,7	🟢	🔴
24	189	6,2	6,3	25,8	🟢	🟢
0	138	7,8	7,4	9,6	🟢	🟢
3	116	9,5	7,6	+	🟢	🟡
6	112	9,1	7,6	+	🟢	🟡
8	55	2,4	8,0	+	🟢	🟢
3	107	8,9	6,9	+	🟢	🟡
2	104	8,4	6,8	+	🟢	🟡
9	86	6,7	6,3	+	🟢	🟢
2	119	9,7	7,6	0,1	🟢	🟡
9	102	4,3	12,3	3,3	🟢	🟢
2	95	7,0	7,7	+	🟢	🟢
2	119	9,4	8,7	+	🟢	🟡
15	119	9,1	8,5	0,3	🟢	🟡
0	102	9,5	3,4	0,8	🟢	🟡
5	103	8,4	6,8	+	🟢	🟡

Lebensmittel	Harnsäuregehalt mg/100 g	Portion g/ml
Harzer Käse, 10 % Fett i. Tr.	20	30
Limburger, 20 % Fett i. Tr.	32	30
Limburger, 30 % Fett i. Tr.	23	30
Limburger, 45 % Fett i. Tr.	18	30
Limburger, Doppelrahmstufe	11	30
Mozzarella	10	125
Parmesan, 37 % Fett i. Tr.	10	15
Quark (Topfen), mager, 1/2 Becher	0	125
Quark (Topfen), 20 % Fett i. Tr., 1/2 Becher	0	125
Quark (Topfen), 40 % Fett i. Tr., 1/2 Becher	0	125
Ricotta, 45 % Fett i. Tr.	5	50
Schmelzkäse, 20 % Fett i. Tr., 1 Ecke	29	31
Schmelzkäse, 30 % Fett i. Tr., 1 Ecke	24	31
Schmelzkäse, 40 % Fett i. Tr., 1 Ecke	22	31
Schmelzkäse, 60 % Fett i. Tr., 1 Ecke	13	31
Tilsiter, 30 % Fett i. Tr.	10	30
Tilsiter, 45 % Fett i. Tr.	10	30

Fisch - Süßwasserfische

Lebensmittel	Harnsäuregehalt mg/100 g	Portion g/ml
Aal	65	100
Bachsaibling	270	100
Felchen (Renke)	270	100
Flussbarsch	130	100
Forelle, mit Haut	311	100
Hecht	140	100
Karpfen	151	100
Lachs	170	100
Regenbogenforelle	217	100
Schleie	80	100
Stör, aus Kultur, versch. Arten	144	100
Tilapia	126	100
Wels	110	100
Zander	110	100

Harnsäure mg/Port.	Energie kcal/Port.	Fett g/Port.	Protein g/Port.	Kohlenhydrate g/Port.	Harnsäure	Gesunde Ernährung
6	38	0,2	9,0	+	🟢	🟢
9	55	2,6	7,8	+	🟢	🟢
7	66	3,9	7,6	+	🟢	🟢
5	86	6,6	6,8	+	🟢	🟡
3	112	10,2	5,3	+	🟢	🟡
13	319	24,8	23,3	0,6	🟢	🟡
2	56	3,9	5,3	+	🟢	🟡
0	90	0,4	16,9	4,0	🟢	🟢
0	136	6,4	15,6	3,4	🟢	🟢
0	200	14,3	13,9	3,3	🟢	🟡
3	82	6,5	5,7	0,3	🟢	🟡
9	58	3,1	5,3	2,3	🟢	🟢
7	65	4,3	4,7	1,8	🟢	🟢
7	84	6,1	5,3	2,0	🟢	🟢
4	99	8,4	3,7	2,1	🟢	🟡
3	81	5,2	8,6	+	🟢	🟢
3	107	8,3	7,9	+	🟢	🟢
65	287	25,3	15,0	+	🟢	🟡
270	96	2,1	19,2	+	🟡	🟢
270	100	3,2	17,8	+	🟡	🟢
130	79	0,6	18,4	+	🟡	🟢
311	144	7,3	19,4	+	🔴	🟢
140	84	1,1	18,4	+	🟡	🟢
227	119	5,2	18,0	+	🟡	🟢
170	202	13,6	19,9	+	🟡	🟢
217	147	7,6	19,3	+	🟡	🟢
80	78	0,7	17,7	+	🟢	🟢
144	146	7,6	19,2	–	🟡	🟢
126	92	2,1	18,1	+	🟡	🟢
110	128	7,4	15,3	+	🟡	🟢
110	83	0,7	19,2	+	🟡	🟢

Lebensmittel	Harnsäure-gehalt mg/100 g	Portion g/ml

Seefische

Lebensmittel	Harnsäuregehalt mg/100 g	Portion g/ml
Bonito (Dosen-„Thunfisch“)	211	100
Flunder	120	100
Heilbutt	178	100
Hering, mit Haut	210	100
Hering, ohne Haut	178	100
Kabeljau	109	100
Köhler, Steinköhler	163	100
Lengfisch	130	100
Makrele, mit Haut	145	100
Matjeshering	219	100
Meeräsche	140	100
Meerforelle, Lachsforelle	300	100
Pferdemakrele	170	100
Pollack (Steinköhler)	140	100
Rotbarsch (Goldbarsch)	241	100
Rotzunge (Limande)	120	100
Sardelle	239	100
Sardine	345	100
Schellfisch, ohne Haut	139	100
Scholle, mit Haut	174	100
Scholle, ohne Haut	93	100
Schwarzer Heilbutt	100	100
Schwertfisch	135	100
Seehecht	120	100
Seelachs (Köhler), Filet	203	100
Seeteufel	130	100
Seewolf, Steinbeißer	110	100
Seezunge	131	100
Sprotte	440	100
Steinbutt	120	100
Stöcker, Schildmakrele	113	100
Thunfisch	178	100

Harnsäure mg/Port.	Energie kcal/Port.	Fett g/Port.	Protein g/Port.	Kohlenhydrate g/Port.	Harnsäure	Gesunde Ernährung
211	103	1,0	22,0	+	🟡	🟢
120	87	2,4	16,5	+	🟡	🟢
178	132	5,8	20,1	+	🟡	🟢
210	233	17,8	18,2	+	🟡	🟢
178	207	15,0	18,0	+	🟡	🟢
109	79	0,8	17,7	+	🟡	🟢
163	90	1,9	18,3	+	🟡	🟢
130	82	0,6	19,0	+	🟡	🟢
145	150	8,3	18,7	+	🟡	🟢
219	267	22,6	16,0	+	🟡	🟢
140	108	2,9	20,4	+	🟡	🟢
300	113	3,0	20,0	+	🔴	🟢
170	119	4,5	19,8	+	🟡	🟢
140	113	1,2	25,1	+	🟡	🟢
241	104	3,5	18,2	+	🟡	🟢
120	71	1,0	15,5	+	🟡	🟢
239	204	13,7	20,1	+	🟡	🟢
345	151	8,2	19,4	+	🔴	🟢
139	77	0,6	17,9	+	🟡	🟢
174	86	1,9	17,1	+	🟡	🟢
93	80	1,4	17,1	+	🟢	🟢
100	161	12,0	13,2	+	🟡	🟢
135	106	3,1	19,4	+	🟡	🟢
120	86	1,9	17,2	+	🟡	🟢
203	74	0,8	16,7	–	🟡	🟢
130	74	1,5	14,9	+	🟡	🟢
110	82	2,1	15,8	+	🟡	🟢
131	87	1,9	17,5	+	🟡	🟢
440	187	13,3	16,7	+	🔴	🟢
120	80	1,4	16,7	+	🟡	🟢
113	119	4,5	19,8	+	🟡	🟢
178	136	5,5	21,5	+	🟡	🟢

Lebensmittel	Harnsäure-gehalt mg/100 g	Portion g/ml
Sonstige Meerestiere		
Auster, 2-3 mittelgroße	90	30
Flusskrebs	60	100
Garnele	147	100
Hummer, gegart	120	100
Jakobsmuschel, ca. 4–5 Stück	330	100
Klaffmuschel, gegart	300	100
Krabben/Nordseegarnelen (Shrimps), 2 Kaffeetassen	147	100
Languste	60	100
Miesmuschel, etwa 50 Stück	112	100
Oktopus	160	100
Pilgermuschel, 4–5 Stück	136	100
Tigergarnele (Kuruma)	235	100
Tintenfisch	110	100
Venusmuschel, Japanische	124	100
Fischwaren		
Aal, geräuchert	78	75
Bismarckhering	180	65
Brathering, 1 kleiner	300	100
Bückling, ohne Haut	146	125
Kaviar, echt („russischer“)	144	5
Kaviarersatz („deutscher“)	18	5
Kaviarersatz aus Lachs	4	5
Makrele, geräuchert	153	75
Matjes, 1 Filet	210	70
Ölsardinen, abgetropft mit Haut, 1 Filet	350	60
Regenbogenforelle, geräuchert, mit Haut	654	70
Regenbogenforelle, geräuchert, ohne Haut	241	70
Schillerlocken	65	150
Sprotte, geräuchert	804	75
Stockfisch (getrockneter Kabeljau)	478	100
Thunfisch, in Öl, Konserve (Gesamtinhalt)	290	60

Harnsäure mg/Port.	Energie kcal/Port.	Fett g/Port.	Protein g/Port.	Kohlen-hydrate g/Port.	Harnsäure	Gesunde Ernährung
27	24	0,9	2,7	1,4	🟢	🟢
60	90	1,1	18,7	1,2	🟢	🟢
147	87	1,4	18,6	+	🟡	🟢
120	88	1,9	18,1	+	🟡	🟢
330	77	0,9	11,1	5,9	🔴	🟢
300	65	1,3	10,5	2,6	🔴	🟢
147	91	1,4	18,6	0,7	🟡	🟢
60	102	1,5	20,3	1,3	🟢	🟢
112	68	2,0	10,2	2,4	🟡	🟢
160	82	1,0	14,9	2,2	🟡	🟢
136	63	0,1	15,6	2,4	🟡	🟢
235	–	–	–	–	🟡	🟢
110	81	1,0	15,8	2,0	🟡	🟢
124	90	3,9	10,5	3,1	🔴	🟢
59	247	21,5	19,6	+	🟢	🟡
117	137	10,4	10,7	+	🟡	🟢
300	204	15,2	16,8	+	🔴	🟢
183	280	19,4	26,5	+	🟡	🟡
7	12	0,8	1,3	+	🟢	🟡
1	6	0,3	0,7	+	🟢	🟡
+	12	0,6	1,5	0,3	🟢	🟡
115	167	11,6	15,5	+	🟡	🟡
147	187	15,8	11,2	–	🟡	🟢
210	133	8,3	7,2	–	🟡	🟢
458	k.D.	k.D.	k.D.	k.D.	🟡	🟢
169	93	3,6	14,8	0,2	🟡	🟢
98	453	36,2	32,0	–	🟢	🟡
603	182	13,8	14,6	–	🔴	🟡
478	340	2,5	79,2	+	🔴	🟡
174	170	12,5	14,3	+	🟡	🟢

Lebensmittel	Harnsäuregehalt mg/100 g	Portion g/ml
Geflügel		
Brathuhn, durchschnittlich	115	100
Entenfleisch, durchschnittlich, ohne Haut	110	100
Entenleber	250	100
Gänsebrust, ohne Haut	114	100
Gänsefleisch, mit Haut	165	100
Gänsefleisch, ohne Haut	120	100
Hähnchenbrust, mit Haut	175	100
Hähnchenbrustfilet, ohne Haut	120	100
Hühnerflügel	160	100
Hühnerherz	135	100
Hühnerkeule, mit Haut und Knochen	110	100
Hühnerleber	243	100
Pute/Truthahn, jung, mit Haut, durchschnittlich	150	100
Putenbrust, ohne Haut	120	100
Putenkeule, ohne Haut und Knochen	120	100
Suppenhuhn, durchschnittlich	159	100
Kalbfleisch		
Bug/Schulter, mager	140	100
Filet	140	100
Hackfleisch	142	100
Hals/Nacken, mit Knochen	150	100
Haxe	150	100
Keule/Schlegel, mit Knochen	150	100
Muskelfleisch	172	100
Rückenkotelett, mit Knochen	140	100
Rindfleisch		
Brust	90	100
Bug/Schulter	110	100
Filet	110	100

Harnsäure mg/Port.	Energie kcal/Port.	Fett g/Port.	Protein g/Port.	Kohlen-hydrate g/Port.	Harnsäure	Gesunde Ernährung
115	166	9,6	19,9	+	🟡	🟡
110	119	4,3	19,9	+	🟡	🟢
250	131	4,6	18,7	3,5	🟡	🟢
114	133	4,0	24,3	0,0	🟡	🟢
165	338	31,0	15,7	0,0	🟡	🔴
120	158	7,1	22,8	0,7	🟡	🟢
175	145	6,2	22,2	+	🟡	🟢
120	102	0,7	23,6	+	🟡	🟢
160	208	16,0	16,5	+	🟡	🟡
135	125	5,8	17,3	0,7	🟡	🟢
110	174	11,2	18,2	+	🟡	🟡
243	135	4,7	22,1	5,0	🟡	🟢
150	151	6,8	22,4	–	🟡	🟢
120	105	1,0	24,1	+	🟡	🟢
120	114	3,6	20,5	+	🟡	🟢
159	257	20,3	18,5	+	🟡	🔴
140	94	1,0	21,2	+	🟡	🟢
140	101	1,8	21,2	+	🟡	🟢
142	148	7,7	19,7	+	🟡	🟢
150	109	2,7	21,2	+	🟡	🟢
150	118	4,5	19,3	+	🟡	🟢
150	89	0,7	20,7	+	🟡	🟢
172	92	0,8	21,3	+	🟡	🟢
140	108	2,6	20,9	+	🟡	🟢
90	200	14,0	18,6	+	🟢	🟡
110	129	5,3	20,2	+	🟡	🟢
110	121	4,0	21,2	+	🟡	🟢

Lebensmittel	Harnsäure-gehalt mg/100 g	Portion g/ml
Fleischextrakt, 1 TL	1680	5
Gulasch, mittelfett	105	100
Hackfleisch	108	100
Hackfleisch, gemischt (Rind, Schwein)	116	100
Hochrippe (Rostbraten)	120	100
Hüfte	120	100
Kamm/Hals	120	100
Keule/Schlegel, mittelfett	150	100
Muskelfleisch	133	100
Roastbeef	110	100
Roulade, mager	120	100
Tatar	130	100

Schweinefleisch

Lebensmittel	Harnsäuregehalt mg/100 g	Portion g/ml
Bauch	100	100
Braten, mager	182	100
Bug mit Schwarte/Blatt/Schulter	150	100
Eisbein, mittelfett, Hinter-/ Vorderhaxe im Druchschnitt:	120	250
Filet	150	100
Hackfleisch	129	100
Kamm	140	100
Kasseler Rippenspeer, roh geräuchert	119	100
Kotelett, mit Knochen	145	100
Muskelfleisch	166	100
Schnitzel (Oberschale)	160	100
Schulter	167	100
Schwein, Backe	120	100

Sonstige Fleischsorten, Wild

Lebensmittel	Harnsäuregehalt mg/100 g	Portion g/ml
Fasan, Brustfilet, ohne Haut	168	100
Hammelbraten	129	100
Hase, durchschnittlich	105	100
Hirsch	110	100

Harnsäure mg/Port.	Energie kcal/Port.	Fett g/Port.	Protein g/Port.	Kohlenhydrate g/Port.	Harnsäure	Gesunde Ernährung
84	9	+	1,9	0,1	🟡	🟡
105	155	8,6	19,6	+	🟡	🟡
108	202	13,6	19,7	0,5	🟡	🟡
116	221	16,2	18,9	0,3	🟡	🔴
120	154	8,1	20,6	+	🟡	🟢
120	107	2,4	21,4	+	🟡	🟢
120	149	8,1	19,2	+	🟡	🟢
150	115	3,6	20,7	+	🟡	🟢
133	107	1,9	22,0	0,1	🟡	🟢
110	130	4,5	22,4	+	🟡	🟢
120	121	4,3	20,6	+	🟡	🟢
130	113	3,0	21,4	+	🟡	🟢
100	261	21,1	17,8	+	🟡	🔴
182	161	8,8	20,4	+	🟡	🟢
150	219	16,5	17,5	+	🟡	🔴
300	455	28,8	49,1	+	🔴	🔴
152	106	2,0	22,0	+	🟡	🟢
129	250	20,1	17,8	+	🟡	🔴
140	197	13,8	18,3	+	🟡	🟡
119	147	8,3	17,4	0,9	🟡	🟢
145	132	5,2	21,6	+	🟡	🟢
166	105	1,9	22,0	+	🟡	🟢
160	106	1,9	22,2	–	🟡	🟢
167	217	16,5	17,0	+	🟡	🔴
120	299	26,2	16,7	+	🟡	🔴
168	133	3,3	24,4	+	🟡	🟢
129	287	25,0	15,6	+	🟡	🔴
105	113	3,0	21,6	+	🟡	🟢
110	113	3,3	20,6	+	🟡	🟢

Lebensmittel	Harnsäure-gehalt mg/100 g	Portion g/ml
Kaninchen, durchschnittlich	132	100
Lammfilet/Schaffilet	150	100
Lammkotelett/Schafkotelett	179	100
Lammmuskelfleisch	182	100
Pferdefleisch, durchschnittlich	200	100
Reh, Keule	138	100
Reh, Rücken	105	100
Schafgulasch, mittelfett	130	100
Ziegenfleisch	130	100

Innereien

Lebensmittel	Harnsäure-gehalt mg/100 g	Portion g/ml
Hammelherz	241	100
Hammelmilz	773	100
Kalbsbries	1260	100
Kalbsherz	180	100
Kalbsleber	460	100
Kalbslunge	147	100
Kalbsmilz	343	100
Kalbsniere	218	100
Rinderherz	256	100
Rinderleber	554	100
Rinderlunge	399	100
Rindermilz	444	100
Rinderniere	269	100
Rinderzunge	160	100
Schweineherz	530	100
Schweinehirn	83	100
Schweineleber, roh	515	100
Schweinelunge, roh	434	100
Schweinemilz, roh	516	100
Schweinemilz, gegart	488	100
Schweineniere	334	100
Schweinezunge	136	100

Harnsäure mg/Port.	Energie kcal/Port.	Fett g/Port.	Protein g/Port.	Kohlenhydrate g/Port.	Harnsäure	Gesunde Ernährung
132	152	7,6	20,8	+	🟡	🟢
150	113	3,4	20,4	+	🟡	🟢
179	212	15,6	18,3	+	🟡	🔴
182	116	3,7	20,8	+	🟡	🟢
200	108	2,7	20,6	0,4	🟡	🟢
138	97	1,3	21,4	+	🟡	🟢
105	122	3,6	22,4	+	🟡	🟢
130	222	17,2	17,2	+	🟡	🔴
130	149	7,9	19,5	+	🟡	🟢
241	157	10,0	16,8	–	🟡	🟢
773	108	4,0	18,0	–	🔴	🟢
1260	100	3,4	17,2	–	🔴	🟢
180	114	5,1	15,9	–	🟡	🟢
460	130	4,1	19,2	4,1	🔴	🟢
147	90	2,2	17,5	–	🟡	🟢
343	100	3,0	18,2	–	🔴	🟢
218	124	6,4	16,7	–	🟡	🟢
256	121	6,0	16,8	–	🟡	🟢
554	131	3,7	19,2	5,3	🔴	🟢
399	98	2,9	18,1	–	🔴	🟢
444	100	2,9	18,5	–	🔴	🟢
269	112	5,1	16,6	–	🟡	🟢
160	207	15,9	16,0	–	🟡	🔴
530	91	2,6	16,9	–	🔴	🟢
83	123	9,0	10,6	–	🟢	🟢
515	129	4,5	21,2	0,9	🔴	🟢
434	114	6,7	13,5	–	🔴	🟢
516	102	3,6	17,2	–	🔴	🟢
488	113	3,7	19,9	–	🔴	🟢
253	102	3,8	17,0	–	🟡	🟢
136	159	10,3	16,4	–	🟡	🟡

Lebensmittel	Harnsäure-gehalt mg/100 g	Portion g/ml
Wurstwaren		
Bierschinken	85	30
Blutwurst (Rotwurst)	55	100
Bockwurst	110	115
Bratwurst, Kalbsbratwurst	91	100
Bratwurst, Schweinsbratwurst	101	100
Cervelatwurst	133	30
Corned beef, deutsch	57	100
Currybratwurst, gekuttert, ohne Sauce	68	100
Fleischwurst	78	30
Frankfurter	89	50
Frühstücksfleisch	70	50
Jagdwurst	103	30
Kasseler, geräuchert	119	100
Knackwurst	96	100
Lachsschinken	184	30
Landjäger	77	40
Leberkäse	73	100
Leberrolle	195	30
Leberwurst, grob	165	30
Leberwurst, mit Trüffeln	182	30
Leberwurst, Kalb	155	30
Leberwurst, Pfälzer	244	30
Mettwurst, Braunschweiger	74	30
Mettwurst, Westfälische, grob, luftgetr.	134	100
Mortadella	96	30
Mosaikroulade	104	30
Parmaschinken	168	30
Salami, deutsche	104	30
Schinken, gekocht, durchwachsen	108	30
Schinken, gekocht, mager	131	30
Schinkenspeck, roh, durchwachsen	127	30
Schinken, roh, mager	168	30

Harnsäure mg/Port.	Energie kcal/Port.	Fett g/Port.	Protein g/Port.	Kohlenhydrate g/Port.	Harnsäure	Gesunde Ernährung
26	48	2,9	5,6	+	🟢	🟡
55	280	25,6	14,5	0,2	🟢	🔴
127	319	29,1	14,1	0,3	🟡	🔴
91	270	25,0	11,3	0,3	🟢	🔴
101	291	25,6	15,2	0,3	🟡	🔴
40	118	10,4	6,1	0,1	🟡	🔴
57	141	6,0	21,7	0,0	🟢	🟢
68	303	27,8	12,6	0,9	🟢	🔴
23	92	8,8	3,2	0,2	🟢	🔴
45	135	12,2	6,2	0,1	🟢	🟡
35	144	12,7	7,4	0,8	🟢	🔴
31	61	4,7	4,6	0,1	🟢	🟡
119	152	7,5	20,9	0,9	🟡	🟡
96	291	26,0	12,5	0,2	🟡	🔴
55	35	1,3	5,5	0,3	🟡	🟡
31	182	17,8	6,1	0,2	🟢	🔴
73	294	27,4	11,8	0,4	🟢	🔴
59	72	5,9	4,4	0,3	🟡	🟡
50	90	7,9	4,3	0,4	🟡	🔴
55	96	8,7	3,9	0,5	🟡	🔴
47	95	8,2	5,0	0,5	🟢	🔴
73	105	9,6	4,0	0,3	🟡	🔴
22	113	10,7	4,4	0,1	🟢	🔴
134	335	28,7	19,9	0,2	🟡	🔴
29	82	7,5	3,5	0,1	🟢	🔴
31	78	6,6	4,8	0,1	🟡	🔴
50	80	5,5	7,7	0,3	🟢	🟡
31	120	10,7	6,1	0,1	🟢	🔴
32	51	3,4	5,0	0,3	🟢	🟡
39	38	1,1	6,8	0,3	🟢	🟢
38	96	8,7	4,8	0,0	🟢	🔴
50	46	2,3	6,2	0,3	🟡	🟡

Lebensmittel	Harnsäure-gehalt mg/100 g	Portion g/ml
Schinkensülze	163	50
Schweinebauch, geräuchert	127	30
Schweinskopfsülze	75	50
Speck, durchwachsen (Bacon)	10	30
Sülzwürste	158	30
Teewurst, Rügenwalder	122	30
Weißwurst	73	80
Wiener Würstchen	78	50

Fettreduzierte Wurstwaren

Jagdwurst, fettreduziert	121	30
Leberwurst, fettreduziert	154	30
Lyoner, fettreduziert	146	30
Mortadella, fettreduziert	136	30
Thüringer Rotwurst, fettreduziert	165	30
Würstchen, fettreduziert	105	50

Eier

Hühnerei, Vollei	5	58
Hühnereigelb, frisch	6	19
Hühnereiweiß	0	39

Speisefette, tierisch

Butter	0	20
Butter, halbfett	0	20
Gänseschmalz	0	20
Schweineschmalz	0	20

Pflanzenfette und -öle

Halbfettmargarine	0	20
Kokosfett, 1 EL	0	10
Leinöl, 1 EL	0	10

Harnsäure mg/Port.	Energie kcal/Port.	Fett g/Port.	Protein g/Port.	Kohlenhydrate g/Port.	Harnsäure	Gesunde Ernährung
82	58	2,3	7,9	1,3	🟡	🟡
38	112	10,0	5,4	0,3	🟢	🔴
23	75	4,8	8,0	0,9	🟢	🟡
3	186	19,5	2,7	0,0	🟢	🔴
47	51	2,5	9,5	0,1	🟢	🟢
37	89	7,5	5,4	0,1	🟢	🔴
58	208	18,3	4,1	0,2	🟡	🟡
39	132	11,6	6,8	0,1	🟢	🟡
36	62	4,6	5,2	+	🟢	🟢
46	81	6,7	5,0	0,5	🟢	🟢
44	66	5,5	4,2	0,1	🟢	🟢
41	52	2,9	6,3	0,1	🟢	🟢
50	52	3,1	6,1	0,1	🟡	🟢
53	106	8,0	7,3	0,5	🟡	🟢
3	80	5,4	6,9	0,9	🟢	🟢
1,1	67	6,1	3,1	+	🟢	🟡
0	20	0,1	4,3	0,3	🟢	🟢
0	151	16,6	0,1	0,1	🟢	🟡
0	73	7,8	0,6	0,1	🟢	🟡
0	177	19,9	0,0	0,0	🟢	🟡
0	176	19,9	+	0,0	🟢	🟡
0	74	8,0	0,3	0,1	🟢	🟡
0	88	9,0	0,1	0,0	🟢	🟡
0	90	10,0	0,0	0,0	🟢	🟢

Lebensmittel	Harnsäure-gehalt	Portion
	mg/100 g	g/ml
Maiskeimöl, 1 EL	0	10
Margarine	0	20
Olivenöl, 1 EL	0	10
Rapsöl, 1 EL	0	10
Sojaöl, 1 EL	0	10
Walnussöl, 1 EL	0	10
Weizenkeimöl, 1 EL	0	10

Nüsse und Ölsaaten

Erdnussbutter/-mus	70	20
Erdnusskerne	74	25
Haselnüsse	37	25
Leinsamen	105	15
Mandeln	41	25
Mohnsamen	170	15
Paranüsse	23	25
Sesamsamen	62	15
Sonnenblumenkerne	143	25
Walnüsse	26	25

Süßwaren

Bienenhonig, 1 EL	1,1	15
Dragees	14	10
Erdnusskerne, dragiert	56	10
Erdnusskrokant	14	20
Fruchtgummi	36	15
Haselnusskrokant	8	20
Ingwer, kandiert	5	25
Kaugummi, zuckerhaltig, 1 Stk.	0	3,3
Lakritze	20	20
Mandeln, dragiert	32	10
Marzipan	54	15
Müsliriegel	95	25

Harnsäure mg/Port.	Energie kcal/Port.	Fett g/Port.	Protein g/Port.	Kohlen-hydrate g/Port.	Harnsäure	Gesunde Ernährung
0	90	10,0	0,0	0,0	grün	grün
0	144	16,0	+	0,1	grün	gelb
0	90	10,0	0,0	+	grün	grün
0	90	10,0	0,0	0,0	grün	grün
0	90	10,0	0,0	0,0	grün	grün
0	90	10,0	0,0	0,0	grün	grün
0	90	10,0	0,0	0,0	grün	grün
14	119	10,0	5,2	2,4	grün	grün
19	147	12,0	6,3	1,9	grün	grün
9	165	15,4	3,0	2,6	grün	grün
16	68	4,6	3,7	0,9	grün	grün
10	153	13,5	4,7	1,3	grün	grün
26	78	6,3	3,0	0,6	grün	grün
6	171	16,7	3,4	0,9	grün	grün
9	88	7,6	2,7	1,5	grün	grün
36	148	12,3	5,6	3,1	grün	grün
7	169	15,6	3,6	2,7	grün	grün
‹1	49	0	+	12,2	grün	gelb
1	37	0,5	0,4	7,7	grün	rot
6	53	3,9	2,0	2,7	grün	gelb
3	87	1,9	1,0	16,3	grün	gelb
5	28	0,0	0,2	6,8	grün	rot
2	90	2,5	0,5	16,4	grün	gelb
1	65	0,1	0,1	15,7	grün	gelb
0	10	0,0	0,0	2,6	grün	gelb
4	75	0,2	0,9	17,2	grün	rot
3	54	4,3	1,5	2,3	grün	gelb
8	74	3,8	1,2	8,9	grün	rot
24	98	2,4	1,9	16,9	grün	gelb

Lebensmittel	Harnsäure-gehalt mg/100 g	Portion g/ml
Nougat, Rohmasse	27	15
Nüsse, dragiert	32	10
Orange, kandiert	7	25
Ovomaltine	67	20
Schaumzuckerwaren	0	15
Schokolade, Halbbitter, 1 Riegel	73	17
Schokolade, Vollmilch, 1 Riegel	60	17
Schokolade, Weiß, 1 Riegel	0	17
Sesamkrokant	16	20
Weinbrand-Bohne, 1 Stk.	5	8

Alkoholfreie Getränke

Lebensmittel	Harnsäure-gehalt mg/100 g	Portion g/ml
Apfelsaft	16	200
Bohnenkaffee	4	125
Bohnenkaffee, Pulver	101	7
Cola, mit Zucker gesüßt	13	200
Fruchtlimonade, mit Zucker gesüßt, durchschnittlich	0	200
Grapefruitsaft	15	200
Instantkaffee, Pulver	244	4
Johannisbeerfruchtnektar	3	200
Koffeinfreier Kaffee, Pulver	99	7
Mangosaft	16	200
Maracujasaft	16	200
Mate-Tee, Aufguss (etwa 20 g/l)	4	150
Mate-Tee, Teeblätter	328	3
Mehrfruchtnektar, mit Süßstoff	9	200
Möhrensaft	5	200
Orangensaft	21	200
Schwarztee, Aufguss	2	150
Schwarztee, Teeblätter	328	3
Tomatensaft	5	200
Traubensaft	21	200

Harnsäure mg/Port.	Energie kcal/Port.	Fett g/Port.	Protein g/Port.	Kohlenhydrate g/Port.	Harnsäure	Gesunde Ernährung
4	77	4,9	1,2	6,9	🟢	🔴
3	59	4,9	1,0	2,8	🟢	🟡
2	65	+	0,1	15,7	🟢	🟡
13	72	0,5	2,9	14,0	🟢	🟡
0	50	0,0	0,3	12,0	🟢	🔴
12	84	5,6	1,2	7,4	🟢	🟡
10	90	5,1	1,6	9,5	🟢	🔴
0	92	5,1	0,9	10,6	🟢	🔴
3	87	2,0	0,7	16,4	🟢	🟡
<1	31	0,5	0,1	5,5	🟢	🔴
32	114	<0,2	0,2	23,4	🟢	🟢
5	3	0,0	0,3	0,4	🟢	🟡
7	12	0,9	0,7	0,1	🟢	🟡
26	84	0,0	0,0	21,2	🔴	🔴
0	84	0,0	0,0	20,0	🔴	🔴
30	72	0,2	1,2	14,4	🟢	🟢
10	14	+	0,6	2,5	🟢	🟡
6	126	<0,2	0,8	25,4	🟢	🟡
7	12	0,9	0,7	0,1	🟢	🟡
32	120	0,7	1,1	26,2	🟢	🟢
32	160	0,6	4,4	27,4	🟢	🟢
6	<1	+	0,2	+	🟢	🟡
10	5	0,2	0,8	+	🟢	🟡
18	62	0,2	1,4	11,4	🟢	🟡
10	44	+	1,2	9,6	🟢	🟢
42	92	0,4	1,4	18,8	🟢	🟢
3	<1	+	0,2	+	🟢	🟢
9	5	0,2	0,8	+	🟢	🟢
10	34	0,2	1,6	5,8	🟢	🟢
42	136	<0,2	0,4	33,2	🟢	🟢

Lebensmittel	Harnsäure-gehalt mg/100 g	Portion g/ml

Alkoholische Getränke*

Lebensmittel	Harnsäuregehalt mg/100 g	Portion g/ml
Cinzano bianco	16	50
Eierlikör	68	20
Glühwein	0	200
Klarer/Schnaps	0	20
Most	0	150
Pils	11	300
Sake (japan. Reiswein)	1,7	40
Sekt, trocken	0	100
Sherry, trocken	26	50
Starkbier	13	300
Vollbier, hell, Altbier	13	300
Wein, rot, mittelschwer	0	125
Wein, weiß, trocken	0	125
Weizenbier, Weißbier, obergärig	15	300
Weizenbier, Weißbier, alkoholfrei	56	300

Gewürze, Marinaden

Lebensmittel	Harnsäuregehalt mg/100 g	Portion g/ml
Apfelessig, 1 EL	0	15
Chili/Cayennepfeffer, 1 TL	149	5
Ingwerpulver, 1 TL	101	5
Kapern, 1 TL	149	5
Maggi, 1 TL	139	5
Meerrettich, frisch	30	5
Miso aus Sojabohnen	60	20
Paprika, edelsüß, 1 TL	180	5
Senf, extra scharf	29	10
Senf, mittelscharf	29	10
Sojasoße	41	15
Suppenwürze	139	5
Tahini aus rohem Sesam	80	20
Tomatenketchup	78	20

* Diese Getränke enthalten zwar kaum oder gar keine Purine, der Alkohol darin fördert jedoch die Harnsäurebildung im Körper. Sie sollten deshalb weitgehend gemieden werden.

Harnsäure mg/Port.	Energie kcal/Port.	Fett g/Port.	Protein g/Port.	Kohlenhydrate g/Port.	Harnsäure	Gesunde Ernährung
8	63	0,0	0,1	5,0	rot	rot
14	57	1,4	0,8	5,6	rot	rot
0	210	+	0,3	29,5	rot	rot
0	37	0,0	0,0	0,0	rot	rot
0	65	0,0	+	1,5	gelb	gelb
33	126	0,0	1,5	9,3	rot	rot
0,7	54	0,0	0,2	2,0	gelb	rot
0	79	0,0	0,1	3,5	gelb	gelb
13	59	0,0	0,1	0,7	rot	rot
39	180	0,0	2,1	13,8	rot	rot
39	123	0,0	1,5	10,5	rot	rot
0	83	0,0	0,3	3,0	gelb	gelb
0	90	0,0	0,3	0,1	gelb	gelb
45	129	0,0	0,9	9,0	rot	rot
168	78	0,0	1,2	16,2	rot	rot
0	5	0,0	+	0,7	grün	grün
7	16	0,9	0,6	1,6	grün	grün
5	15	0,2	0,4	3,0	grün	grün
7	2	+	0,1	0,1	grün	grün
7	11	0,4	1,3	0,8	grün	gelb
3	6	+	0,3	1,2	grün	grün
12	47	2,2	3,8	2,9	grün	grün
9	16	0,7	0,7	1,7	grün	grün
3	8	0,4	0,6	0,4	grün	grün
3	9	0,4	0,6	0,6	grün	grün
6	11	0,0	1,3	1,2	grün	gelb
7	11	0,4	1,3	0,8	grün	gelb
16	117	9,6	3,6	4,2	grün	grün
16	22	0,1	0,4	4,8	grün	gelb

Lebensmittel	Harnsäuregehalt mg/100 g	Portion g/ml
Weinessig, 1 EL	0	15
Worcestersauce	65	5
Zucker, 1 EL	0	15
Saucen, Dressings		
Currysoße	12	60
Essig-Kräuter-Dressing	3	30
Holländische Soße	5	60
Joghurt-Salatsoße	3	60
Mayonnaise, 50 % Fett	12	25
Pilzsoße, mit Sahne	15	60
Provenzalische Soße, mit Tomaten	12	60
Remoulade, 65 % Fett	12	25
Sahne-Dressing	4	60
Sauce Béarnaise	4	60
Tomatensoße, italienisch	5	100
Suppen und Eintöpfe		
Blumenkohlcremesuppe	7	250
Bouillabaisse	68	250
Champignoncremesuppe	18	250
Chinesische Suppe, scharf	64	250
Erbsensuppe, mit Speck	36	300
Erbsensuppe, püriert (Purée St. Germain)	62	250
Fleischbrühe, klar	37	150
Fleischbrühe, Würfel	4	150
Geflügelbrühe	47	150
Gemüsebrühe	11	150
Gulaschsuppe	28	250
Kartoffelsuppe, mit Gemüse	11	250
Kartoffelsuppe, mit Wurst	23	250
Kraftbrühe, mit Eierstich	25	150
Kürbiscremesuppe	4	250

Harnsäure mg/Port.	Energie kcal/Port.	Fett g/Port.	Protein g/Port.	Kohlenhydrate g/Port.	Harnsäure	Gesunde Ernährung
0	3	0,0	+	0,1	🟢	🟢
3	8	0,1	0,2	1,3	🟢	🟡
0	60	0,0	0,0	15,0	🟢	🟡
7	88	7,1	1,1	4,8	🟢	🟡
1	159	17,6	0,2	0,5	🟢	🟢
3	315	33,5	1,8	2,5	🟢	🔴
2	82	6,4	1,7	3,8	🟢	🟢
3	121	13,0	0,1	1,3	🟢	🔴
9	43	3,1	1,4	26,1	🟢	🟡
7	118	11,7	0,8	2,6	🟢	🟢
3	160	16,3	0,3	3,8	🟢	🔴
2	88	7,5	1,6	1,4	🟢	🟡
2	279	30,0	2,3	0,9	🟢	🔴
5	50	3,2	0,8	4,4	🟢	🟢
18	130	7,8	6,5	8,3	🟢	🟢
170	208	10,5	24,0	3,5	🟡	🟢
44	112	7,6	5,8	4,6	🟢	🟢
160	195	7,8	21,0	9,8	🟡	🟢
108	258	9,3	15,3	27,0	🟡	🟢
155	210	10,8	11,0	16,8	🟡	🟢
56	74	3,9	8,3	1,2	🟢	🟢
6	7	0,2	0,8	0,5	🟢	🟢
71	86	5,1	9,2	0,8	🟢	🟢
17	33	2,6	0,9	1,7	🟢	🟢
70	163	10,0	12,0	6,3	🟢	🟡
28	143	5,0	5,0	18,5	🟢	🟢
58	215	11,8	9,3	17,8	🟢	🟡
38	107	7,2	9,8	1,0	🟢	🟢
10	203	11,8	7,0	17,3	🟢	🟡

Lebensmittel	Harnsäure-gehalt	Portion
	mg/100 g	g/ml
Leberspätzlesuppe	35	250
Linseneintopf, mit Frankfurter Würstchen	65	300
Pfannkuchensuppe	5	250
Pichelsteiner Eintopf	60	400
Serbische Bohnensuppe	50	400
Spargelcremesuppe	13	250
Suppe, klar, mit Gemüseeinlage	13	250
Suppenwürfel für Fleischbrühe, 1 Stk.	139	7,5
Tomatencremesuppe	10	250
Tomatensuppe	6	250
Zwiebelsuppe, Französische	28	250

Bekannte Gerichte

Lebensmittel	Harnsäuregehalt mg/100 g	Portion g/ml
Backkartoffel mit Kräuterquark, 1 Stk.	17	250 + 50
Boeuf Stroganoff (mit Champignons und Gurken)	100	250
Caesar's Salad (mit Croûtons, Parmesan, Sardellenfilets)	50	120
Chefsalat (mit Schinken, Käse und Ei)	25	350
Cordon bleu vom Schwein	140	230
Eierpfannkuchen mit Speck	26	250
Fischstäbchen, 6 Stk.	109	150
Forelle blau	336	180
Forelle „Müllerinart“	296	190
Frikadelle (Fleischlaibchen)	106	150
Hacksteak „Lindström“	89	160
Kalbsgeschnetzeltes „Zürcher Art“	79	200
Karpfen blau	182	200
Käsespätzle	20	310
Königsberger Klops mit Kapernsoße	48	150
Matjeshering nach Hausfrauenart	118	250
Omelette mit Kräutern, aus 2 Eiern	7	180
Rinderfilet Wellington (in Blätterteig)	112	300
Rinderroulade mit Soße	63	250
Rindfleisch gekocht, mit Apfelsahnemeerrettich	88	250

Harnsäure mg/Port.	Energie kcal/Port.	Fett g/Port.	Protein g/Port.	Kohlenhydrate g/Port.	Harnsäure	Gesunde Ernährung
88	160	7,5	13,8	9,3	🟢	🟡
195	354	14,1	25,5	30,3	🟡	🟡
13	168	9,0	6,8	15,0	🟢	🟡
240	140	2,8	7,2	19,2	🟡	🟢
200	265	6	13,5	36	🟡	🟢
33	210	13,3	10,0	12,8	🟢	🟡
33	120	5,8	6,0	11,3	🟢	🟢
10	11	0,3	1,3	0,8	🟡	🟡
25	188	12,0	6,3	13,5	🟢	🟡
15	73	4,0	2,0	6,8	🟢	🟢
70	195	11,0	13,5	10,5	🟢	🟢

Harnsäure mg/Port.	Energie kcal/Port.	Fett g/Port.	Protein g/Port.	Kohlenhydrate g/Port.	Harnsäure	Gesunde Ernährung
51	252	5,8	9,9	36,6	🟢	🟢
250	338	20,0	33,5	7,0	🟡	🟡
59	330	29,0	8,6	7,9	🟢	🟡
88	400	27,3	29,8	7,7	🟢	🟢
322	517	25,0	56,0	17,0	🔴	🔴
65	553	32,3	22,0	43,5	🟢	🔴
164	290	13,2	21,3	21,2	🟡	🟡
605	216	5,0	41,9	+	🔴	🟢
562	336	16,3	39,7	7,4	🟡	🟡
159	396	28,0	26,5	9,5	🟡	🔴
142	298	18,7	29,3	3,2	🟡	🟡
158	260	17,8	21,0	4,2	🟢	🟡
364	238	8,2	41,0	+	🔴	🟢
62	829	41,3	40,6	73,7	🟢	🔴
72	209	13,7	13,1	8,7	🟢	🟡
295	485	24,5	23,0	6,5	🟡	🟡
13	301	22,0	19,1	7,2	🟢	🟢
336	760	50,0	46,0	30,0	🔴	🔴
158	283	17,0	27,0	5,8	🟡	🟡
220	403	22,8	39,8	10,0	🟡	🟡

Lebensmittel	Harnsäure-gehalt mg/100 g	Portion g/ml
Rumpsteak, gegrillt	155	200
Sauerbraten, rheinisch, mit Soße	77	250
Saures Rinderleberragout	163	350
Schlemmerfilet à la Bordelaise, TK, *Iglo*	110	190
Schweinebraten	220	170
Schweineschnitzel, paniert, gebraten	133	170
Semmelknödel, 1 Stk.	18	150
Szegediner Gulasch	61	350
Wiener Schnitzel, vom Kalb	117	170

Süße Gerichte, Desserts

Lebensmittel	Harnsäure-gehalt mg/100 g	Portion g/ml
Buchteln (schwerer Hefeteig) mit Vanillesauce, 2 Stk.	25	180 + 125
Eierpfannkuchen	13	250
Eisbecher mit Schlagsahne und Früchten	4	350
Eiscreme Schokolade, durchschnittlich, 1 Kugel	4	75
Eiscreme Vanille, durchschnittlich, 1 Kugel	1	75
Germknödel (Hefekloß)	36	330
Götterspeise	0	160
Grießflammeri	8	150
Kaiserschmarren	11	250
Mousse au chocolat	3	150
Obstsalat	18	150
Panna cotta	+	110
Quarkauflauf mit Äpfeln, als Hauptspeise	8	300
Quarkspeise mit Erdbeeren, fettarm	5	200
Scheiterhaufen	17	300
Schokoladencreme	4	200
Schokoladenpudding	1	125
Sorbet	4	75
Tiramisu	7	150
Vanillecreme	0	200
Vanilleeis mit heißen Himbeeren	4	200
Weingelee mit Früchten	6	200

Harnsäure mg/Port.	Energie kcal/Port.	Fett g/Port.	Protein g/Port.	Kohlen-hydrate g/Port.	Harnsäure	Gesunde Ernährung
310	318	8,7	59,4	0,1	🔴	🟡
193	323	19,3	34,3	3,3	🟡	🟡
571	511	25,6	49,4	20,3	🔴	🔴
209	353	21,1	20,7	19,2	🟡	🟡
374	404	27,0	31,0	1,2	🔴	🔴
226	405	18,0	36,0	24,3	🟡	🔴
27	245	8,6	8,9	32,4	🟢	🟡
214	368	22,0	28,7	13,0	🟡	🟡
199	359	12,9	30,8	29,4	🟡	🟡
45	765	29,0	15,0	109,0	🟢	🔴
33	525	24,5	21,0	55,0	🟢	🟡
14	693	43,4	7,0	55,7	🟢	🔴
3	143	7,2	3,3	16,3	🟢	🟡
1	134	6,5	3,2	15,4	🟢	🟡
119	842	16,2	4,7	90,4	🟡	🟡
0	122	0,2	0,2	29,4	🟢	🟡
12	188	7,7	7,2	22,5	🟢	🟢
28	475	24,3	15,8	48,3	🟢	🟡
5	311	20,1	3,9	28,7	🟢	🟡
27	131	0,3	1,0	29,1	🟢	🟢
+	352	31,7	3,3	13,4	🟢	🔴
24	387	7,2	18,0	60,0	🟢	🟢
10	200	1,4	15,8	29,4	🟢	🟢
51	543	13,2	16,5	88,8	🟢	🟢
8	352	19,0	10,6	34,6	🟢	🟡
2	138	4,0	3,9	21,3	🟢	🟢
3	104	+	0,2	24,1	🟢	🟡
10	401	26,2	7,9	31,3	🟢	🔴
0	274	9,0	6,0	41,6	🟢	🟡
8	228	11,2	3,4	27,4	🟢	🟢
12	212	+	3,8	42,6	🟢	🟡

Lebensmittel	Harnsäure-gehalt mg/100 g	Portion g/ml
Italienisch		
Lasagne bolognese	44	350
Pizza al funghi	54	350
Pizza Margherita	47	300
Pizza Napoletana	50	300
Pizza Salami	43	350
Spaghetti bolognese	31	350
Spaghetti carbonara, mit Sahne, Ei und Speck	16	350
Spaghetti mit Gorgonzolasauce, mit Sahne	18	300
Nudeln mit Pesto genovese	20	300
Nudeln mit Tomatensauce (Napoletana)	14	400
Osso buco milanese	102	250
Risotto mit Butter und Parmesan	45	200
Sonstige Nationalspeisen		
Chili con carne, aus Rindfleisch	80	270
Falafel (orientalische Kichererbsenbällchen), 5–6 Stk.	41	100
Frühlingsrolle, 1 Stk.	50	100
Griechischer Salat mit Fetakäse	16	300
Hummus bi tahina (orientalisches Kichererbsenpüree)	33	100
Kappa Maki (Sushi) mit Gurke, 6 kl. Stk.	17	125
Lothringer Speckkuchen	17	200
Moussaka (griechischer Auflauf)	32	500
Nasi Goreng	48	350
Paella	79	300
Reisfleisch	71	300
Sake Maki (Sushi) mit Lachs, 6 kl. Stk.	64	125
Spanakopita (Spinatstrudel)	50	300
Imbissbude		
Bockwurst mit Senf und Brötchen	129	115+15+50
Currywurst mit Curryketchup	84	160

Harnsäure mg/Port.	Energie kcal/Port.	Fett g/Port.	Protein g/Port.	Kohlenhydrate g/Port.	Harnsäure	Gesunde Ernährung
154	564	31,5	24,5	45,5	🟡	🟡
189	728	32,0	19,0	92,0	🟡	🟡
141	618	18,0	27,0	90,0	🟡	🟡
150	741	35,0	24,0	81,0	🟡	🟡
151	924	49,0	29,0	92,0	🟡	🔴
109	424	14,4	19,6	38,3	🟡	🟢
56	721	43,8	17,9	64,1	🟢	🔴
53	670	38,7	21,0	58,1	🟢	🔴
59	609	32,4	13,3	59,3	🟢	🟡
54	428	13,9	12,2	62,5	🟢	🟢
255	325	19,3	35,5	2,8	🟡	🟡
90	408	19,6	13,4	44,4	🟢	🟡
216	445	25,6	35,7	18,5	🟡	🟡
41	217	12,0	7,1	20,0	🟢	🟢
50	203	12,5	7,1	16,0	🟢	🟡
48	320	26,7	3,4	8,0	🟢	🟢
33	235	18,1	6,7	11,3	🟢	🟢
21	117	0,3	2,9	24,2	🟢	🟢
34	580	42,8	18,2	31,6	🟢	🔴
158	720	45,0	37,0	41,0	🟡	🔴
168	511	20,7	21,4	59,2	🟡	🟡
237	516	26,7	30,0	38,7	🟡	🟡
213	504	25,5	29,4	39,3	🟡	🟡
80	187	5,1	9,9	23,7	🟢	🟢
151	644	39,0	15,0	46,0	🟡	🟡
148	477	31,7	22,1	26,6	🟡	🔴
134	422	37,4	18,6	4,3	🟡	🔴

Lebensmittel	Harnsäure-gehalt mg/100 g	Portion g/ml
Döner (Fladenbrot mit Geflügel und Salat)	88	350
Fladenbrot mit Falafel, Rohkost und Tahinisauce	42	310
Hamburger (mit 100 g Rohfleisch v. Rind)	81	185
Hot-Dog (mit Hefebrötchen und Senf)	63	110
Leberkäse mit Senf	108	130 + 15

Vegetarische und diätetische Lebensmittel

Lebensmittel	Harnsäure-gehalt mg/100 g	Portion g/ml
Aufstrichpastete auf Hefebasis, mit Champignons	152	25
Aufstrichpastete auf Hefebasis, mit Getreide	72	25
Aufstrichpastete auf Hefebasis, mit Kräutern	149	25
Aufstrichpastete auf Hefebasis, mit Olive	98	25
Bierhefe, getrocknet	1810	5
Bratwurst, vegetarisch, *Quorn*, 2 Stück	103	100
Brühwurst, vegetarisch, *Veto*, 2 Stück	44	80
Frankfurter, vegetarisch, *Tivall*, 3 Stück	48	90
Gelée royale, 1/2 TL	494	2
Gemüsebratling, zubereitet	42	150
Grünkern-Gemüse-Bratling	37	150
Hefeflocken	1794	5
Nuggets, vegetarisch, paniert, *Tivall*, 1/3 Packung	71	100
Salami, vegetarisch, *Salve Natura*	37	30
Schinkenwurst, vegetarisch, *Quorn*, 2 Scheiben	214	25
Schnitzel, vegetarisch, paniert, *Tivall*, 1 Stück	121	100
Seitanburger, *Sunfood*, 1 Stück	75	67
Sojagranulat, *Bona Vita*	248	100
Spirulina (Blaualge), Nahrungsergänzung	1269	5
Tofuburger, *Veto*, 1 Stück	164	65
Vegetarischer Hackfleischersatz, *Quorn*	226	100
Vegetarische Ravioli	85	300

Harnsäure mg/Port.	Energie kcal/Port.	Fett g/Port.	Protein g/Port.	Kohlenhydrate g/Port.	Harnsäure	Gesunde Ernährung
308	574	9,1	44,8	76,7	🔴	🟡
129	750	37,0	27,0	78,0	🟡	🟡
149	386	16,9	28,1	29,3	🟡	🟡
69	275	14,0	10,0	27,0	🟢	🟡
141	382	31,4	23,9	1,4	🟡	🔴
38	48	4,4	1,3	1,1	🟢	🟡
18	48	4,1	0,7	2,1	🟢	🟡
37	49	4,6	1,1	1,0	🟢	🟡
25	62	5,9	1,5	1,0	🟢	🟡
91	12	0,2	2,4	1,3	🟡	🟢
103	197	9,1	15,7	10,3	🟡	🟢
35	333	32,3	5,8	4,6	🟢	🔴
43	209	13,5	16,2	5,0	🟢	🟡
10	4	0,1	0,3	0,3	🟢	🟢
63	272	17,9	8,1	19,7	🟢	🟡
56	216	8,6	7,7	26,9	🟢	🟢
90	18	0,3	2,2	1,7	🟡	🟢
71	223	11,0	15,0	14,0	🟢	🟡
11	67	3,5	5,0	3,9	🟢	🟡
53	31	0,6	4,0	1,6	🟡	🟢
121	172	8,0	16,0	9,0	🟡	🟢
50	176	8,3	6,4	17,0	🟢	🟢
248	316	0,9	50,0	19,0	🟡	🟢
63	15	0,4	2,9	1,0	🟡	🟢
106	120	7,4	9,1	7,2	🟡	🟢
226	105	2,0	14,5	4,5	🟡	🟢
255	576	8,7	58,8	64,2	🟡	🟢

Zum Nachschlagen

Bücher, die weiterhelfen

Elmadfa, I., Muskat, E., Fritzsche, D., Meyer, A.L.: Die große GU Nährwert-Kalorien-Tabelle 2024/2025. Gräfe und Unzer Verlag, München.

Elmadfa, I., Leitzmann, C.: Ernährung des Menschen. 7. Aufl., Verlag UTB Ulmer, Stuttgart (2023).

Kasper, H., Burghardt, W.: Ernährungsmedizin und Diätetik. 13. Aufl., Verlag Urban und Fischer/ Elsevier GmbH, München (2020)

Souci, S.W., Fachmann, W., Kraut, H.: Die Zusammensetzung der Lebensmittel. Nährwert-Tabellen. 8. Aufl., Wissenschaftliche Verlagsgesellschaft, Stuttgart (2016)

Infos online

Gichtinfo.de – Alles zum Thema Gicht: https://gichtinfo.de/

Deutsche Gichtliga e. V.:
https://gichtliga.de/

Informationsmaterial zum Thema Ernährung bei Hyperurikämie und Gicht des Bayerischen Staatsministeriums für Umwelt und Verbraucherschutz:
https://www.vis.bayern.de/essen_trinken/krankheiten/gicht.htm

Deutsches Ernährungsberatungs- und –informationsnetz des Institutes für Ernährungsinformation:
https://www.ernaehrung.de/tipps/gicht/

Richtlinie der Weltgesundheitsorganisation zur Gesamtfettzufuhr zur Prävention von ungesunder Gewichtszunahme bei Erwachsenen und Kindern (Total fat intake for the prevention of unhealthy weight gain in adults and children: WHO guideline), Genf: WHO, 2023.
https://apps.who.int/iris/rest/bitstreams/1515769/retrieve

Richtlinie der Weltgesundheitsorganisation zur Zufuhr von gesättigten Fettsäuren und Transfettsäuren bei Erwachsenen und Kindern (Saturated fatty acid and trans-fatty acid intake for adults and children: WHO guideline), Genf: WHO, 2023.
https://apps.who.int/iris/rest/bitstreams/1515753/retrieve

Richtlinie der Weltgesundheitsorganisation zur Kohlenhydratzufuhr bei Erwachsenen und Kindern (Carbohydrate intake for adults and children: WHO guideline), Genf: WHO, 2023.
https://apps.who.int/iris/rest/bitstreams/1515765/retrieve

Verwendete Literatur

Ames, B.N., Cathcart, R., Schwiers, E., Hochstein, P.: Uric acid provides an antioxidant defense in humans against oxidant- and radical-caused aging and cancer: A hypothesis. Proc. Natl. Acad. Sci. USA 78, 6858-6862 (1981)

Badiani, A., Anfossl, P., Fiorentini, L. et al.: Nutritional Composition of Cultured Sturgeon (Acipenser spp.). J. Food Compos. Anal. 9, 171–190 (1996)

Badiani, A., Nanni, N., Gatta, P.P., Tolomelli, B., Manfredini, M.: Nutrient Profile of Horsemeat. J. Food Compos. Anal. 10, 254–269 (1997)

Brulé, D., Sarwar, G., Savoie, L., Campbell, J., Van Zeggelaar, M.: Differences in uricogenic effects of dietary purine bases, nucleosides and nucleotides in rats. J. Nutr. 118: 780–786 (1988)

Bundesforschungsanstalt für Ernährung und Lebensmittel (BfEL): Bundeslebensmittelschlüssel, BLS Version II.3 (II.3.1). Karlsruhe (2001)

Choi, H.K., Atkinson, K., Karlson, E.W.,Willett, W., Curhan, G.: Purine-rich foods, dairy and protein intake, and the risk of gout in men. New Engl. J. Med. 350, 1093–1103 (2004)

Choi, H.K., Curhan, G.: Coffee, tea, and caffeine consumption and serum uric acid level: The third national health and nutrition examination survey. Arthritis Rheum. 57, 816–821 (2007)

Clifford, A.J., Riumallo, J.A., Young, V.R., Scrimshaw, N.S.: Effect of oral purines on serum and urinary uric acid of normal, hyperuricemic and gouty humans. J. Nutr. 106, 428–434 (1976)

Clifford, A.J., Story, D.L.: Levels of purines in foods and their metabolic effects in rats. J. Nutr. 106, 435–442 (1976)

Colling, M., Wolfram G.: Zum Einfluss des Garens auf den Puringehalt von Lebensmitteln. Z. Ernährungswiss. 26, 214–218 (1987)

Flynn, T.J., Cadzow, M., Dalbeth, N. et al.: Positive association of tomato consumption with serum urate: support for tomato consumption as an anecdotal trigger of gout flares. BMC Musculoskeletal Disorders 16, 196 (2015)

Frida Food Data (http://frida.fooddata.dk), version 2, National Food Institute, Technical University of Denmark (2016)

Havlik, J., Plachy, V., Fernandez, J., Rada, V.: Dietary purines in vegetarian meat analogues. J. Sci. Food Agric. 90, 2352–2357 (2010)

Herbel, W., Montag, A.: Nucleostoffe in proteinreichen Lebensmitteln. Z. Lebensm. Unters. Forsch. 185, 119–122 (1987)

Kaneko, K., Aoyagi, Y., Fukuuchi, T., Inazawa, K., Yamaoka, N.: Total purine and purine base content of common foodstuffs for facilitating nutritional therapy for gout and hyperuricemia. Biol. Pharm. Bull. 37: 709–721 (2014)

Khanna, D., Fitzgerald, J.D., Khanna, P.P. et al.: 2012 American College of Rheumatology Guidelines for management of gout. Part 1: Systematic nonpharmacologic and pharmacologic therapeutic approaches to hyperuricemia. Arthritis Care & Research 64, 1431–1446 (2012)

Khanna, D., Khanna, P.P., Fitzgerald, J.D.et al.: 2012 American College of Rheumatology Guidelines for management of gout. Part 2: Therapy and antiinflammatory prophylaxis of acute gouty arthritis. Arthritis Care & Research 64, 1447–1461 (2012)

Kiltz, U., Alten, R., Fleck, M. et al.: Evidenzbasierte Leitlinie der Deutschen Gesellschaft für Rheumatologie (DGRh). Langfassung zur S2-Leitlinie Gichtarthritis (2016)

Lassek, E., Montag, A.: Nucleostoffe in kohlenhydratreichen Lebensmitteln. Z. Lebensm. Unters. Forsch. 190, 17–21 (1990)

Nuki, G., Simkin, P.A.: A concise history of gout and hyperuricemia and their treatment. Arthritis Res. Ther. 8 Suppl 1, S1–S5 (2006)

Rho, Y.H., Zhu, Y., Choi, H.K.: The epidemiology of uric acid and fructose. Semin. Nephrol. 31, 410–419 (2011)

Richette, P., Doherty, M., Pascual, E. et al.: 2016 updated EULAR evidence-based recommendations for the management of gout. Ann. Rheum. Dis.76, 29–42 (2017)

Rong, S., Zou, L., Zhang, Y. et al.: Determination of purine contents in different parts of pork and beef by high performance liquid chromatography. Food Chem. 170, 303–307 (2015)

US Department of Agriculture, Agricultural Research Service, Nutrient Data Laboratory. USDA National Nutrient Database for Standard Reference, Release 28 (2016). Version: May 2016. http://www.ars.usda.gov/ba/bhnrc/ndl

Vale, A.P., Santos, J., Brito, N.V., Peixoto, V., Carvalho, R., Rosa, E., Oliveira, M.B.: Light influence in the nutritional composition of Brassica oleracea sprouts. Food Chem. 178, 292–300 (2015)

Watanabe, S., Kang, D.H., Feng, L., Nakagawa, T., Kanellis, J., Lan, H., Mazzali, M., Johnson, R.J.: Uric acid, hominoid evolution, and the pathogenesis of salt-sensitivity. Hypertension 40, 355–360 (2002)

Wolfram, G., Colling, M.: Gesamtpuringehalt in ausgewählten Lebensmitteln. Z. Ernährungswiss. 26, 205–213 (1987)

Register der Lebensmittel

C

D

E

F

T

U

Impressum

Aktualisierte Neuausgabe von „Harnsäurewerte“,
GRÄFE UND UNZER VERLAG 2008, ISBN 978-3-8338-0860-9

Gräfe und Unzer ist eine eingetragene Marke der GRÄFE UND UNZER VERLAG GmbH, www.gu.de

Lektorat: Annette Hartwig
Projektleitung: Lea Steinhäuser
Layout: independent Medien-Design
Umschlaggestaltung: h3a Mediengestaltung und Produktion GmbH
Fotos: GU-Archiv: Titelbild (Wolfgang Schardt),
S. 14 (Detlef Seidensticker); istockphoto: U4
Herstellung: Markus Plötz
Satz: Reemers Publishing Services, Krefeld
Druck und Bindung: Dimograf, Polen

ISBN 978-3-8338-6143-7

7. Auflage 2024

WICHTIGER HINWEIS

Die Empfehlungen und Nährwertangaben des vorliegenden Kompasses sind von Autoren und Verlag sorgfältig recherchiert und geprüft. Dieser Kompass ersetzt jedoch nicht den Arztbesuch. Alle Leserinnen und Leser sind jedoch aufgefordert, selbst zu entscheiden, ob und inwieweit sie die Anregungen aus diesem Buch umsetzen wollen. Autoren und Verlag übernehmen keine Haftung für die Resultate.

GRÄFE UND UNZER

Ein Unternehmen der
GANSKE VERLAGSGRUPPE